がん医療におけるこころのケアガイドラインシリーズ 1

がん患者における
せん妄ガイドライン

2022年版

編集｜一般社団法人　日本サイコオンコロジー学会
　　　一般社団法人　日本がんサポーティブケア学会

金原出版株式会社

Delirium in Cancer Patients :
JPOS–JASCC Clinical Practice Guidelines

Second Edition

edited by

Japan Psycho-Oncology Society
Japanese Association of Supportive Care in Cancer

日本サイコオンコロジー学会　ガイドライン策定委員会

統括委員会

委員長	奥山　　徹*	名古屋市立大学医学部附属西部医療センター精神科／緩和ケアセンター
副委員長	稲垣　正俊*	島根大学医学部精神医学講座
委員	明智　龍男*	名古屋市立大学大学院医学研究科精神・認知・行動医学分野
	内富　庸介*	国立がん研究センター中央病院支持療法開発センター／精神腫瘍科，がん対策研究所
	貞廣　良一*	国立がん研究センター中央病院精神腫瘍科
	吉内　一浩	東京大学医学部附属病院心療内科

せん妄小委員会

委員長	谷向　　仁*	京都大学大学院医学研究科人間健康科学系専攻，京都大学医学部附属病院緩和ケアセンター／緩和医療科
副委員長	井上真一郎*	岡山大学病院精神科神経科
	松田　能宣	国立病院機構近畿中央呼吸器センター心療内科／支持・緩和療法チーム
委員	稲田　修士	近畿大学医学部内科学教室心療内科部門
	内田　　恵	名古屋市立大学大学院医学研究科精神・認知・行動医学分野，名古屋市立大学病院緩和ケアセンター
	岡本　禎晃	市立芦屋病院薬剤科
	小川　朝生	国立がん研究センター東病院精神腫瘍科，先端医療開発センター精神腫瘍学開発分野
	角甲　　純	兵庫県立大学看護学部
	菅野　雄介	東京医科歯科大学大学院保健衛生学研究科在宅ケア看護学分野
	岸　　泰宏	日本医科大学武蔵小杉病院精神科
	北浦　祐一	パナソニック健康保険組合松下記念病院精神神経科
	菅野　康二	順天堂大学医学部附属順天堂東京江東高齢者医療センター呼吸器内科
	竹内　麻理	慶應義塾大学医学部精神・神経科／緩和ケアセンター
	堂谷知香子	東京大学医学部附属病院小児科
	長谷川貴昭	名古屋市立大学病院緩和ケアセンター
	原島　沙季	東京大学医学部附属病院心療内科
	平山　貴敏	国立がん研究センター中央病院精神腫瘍科
	吉村　匡史	関西医科大学リハビリテーション学部作業療法学科
	和田　佐保	日本医科大学多摩永山病院精神神経科

＊日本がんサポーティブケア学会サイコオンコロジー部会と兼任

外部評価委員会

長島　文夫	杏林大学医学部腫瘍内科学
野田真由美	NPO 法人支えあう会「a」
山川　宣	神鋼記念病院緩和治療科

デルファイ委員会

有賀　悦子	帝京大学医学部緩和医療学講座（日本癌治療学会）
内田　直樹	医療法人すずらん会たろうクリニック（日本在宅医療連合学会）
齊藤　光江	順天堂大学医学部乳腺腫瘍学講座（日本癌学会）
佐々木治一郎	北里大学医学部附属新世紀医療開発センター（日本臨床腫瘍学会）
佐藤　淳也	国際医療福祉大学病院薬剤部（日本緩和医療薬学会）
中島　信久	琉球大学病院地域・国際医療部／緩和ケアセンター（日本緩和医療学会）
八田耕太郎	順天堂大学医学部附属練馬病院メンタルクリニック（日本総合病院精神医学会）
林　ゑり子	横浜市立大学医学部看護学科がん看護学（日本がん看護学会）
松本　陽子	全国がん患者団体連合会（患者団体）
向原　徹	国立がん研究センター東病院腫瘍内科（日本がんサポーティブケア学会）

作成協力者（文献検索担当）

佐藤友里恵	慶應義塾大学信濃町メディアセンター
渡辺　由美	元 日本医科大学武蔵境校舎図書室

（五十音順）

第2版 発刊にあたって

一般社団法人 日本サイコオンコロジー学会

代表理事　吉内一浩

　わが国では，2007年に「がん対策基本法」が施行され，それに基づいて制定された「がん対策推進基本計画」（現在は第3期）に従って，様々な施策が行われてきています。その中で，がん患者さん・ご家族の精神心理的な問題など，心理社会的な要因に関するケアの比重も増えてきています。

　このような流れの中，医療者の方々からのニーズも高い「がん患者におけるせん妄ガイドライン」の初版を2019年2月に，日本がんサポーティブケア学会との協力のもと，発刊することができました。

　実際，近年の日本サイコオンコロジー学会総会や関連学会におけるせん妄のセッションは，大変参加者が多いセッションの一つとなっております。また，がん患者さんご本人の苦痛も増強することが知られていますので，わが国で初めて発刊された「がん患者におけるせん妄ガイドライン」は，医療者のニーズだけではなく，患者さん・ご家族の生活の質（QOL）の向上に，寄与することができているのではないかと期待しています。

　このような状況の中，初版発刊から3年経過しましたので，当初の予定通り，エビデンスをアップデートした第2版を無事に発刊することができました。発刊にあたりましては，日本サイコオンコロジー学会の会員の有志のみならず，様々な関連学会の有識者の先生方や，患者団体の方々などのご協力を賜りましたことに深く感謝申し上げます。

　第2版も，初版同様，がん医療における「せん妄」の予防を含めたケアに関して，がん患者さん・ご家族，医療者の方々のお役に立てるものと確信していることをお伝えして，発刊の挨拶を締めくくりたいと存じます。

2022年5月

第2版 発刊にあたって

一般社団法人 日本がんサポーティブケア学会
理事長　佐伯俊昭

　日本がんサポーティブケア学会は，「がん医療における支持医療を教育，研究，診療を通して確立し，国民の福祉（Welfare）に寄与する」ことを基本的理念として，2015年に設立された学会です。本学会の特徴として，支持療法の17領域について部会が結成されており，各領域の臨床・研究・教育を推進するために各部会が独立して活発な活動を行っている点があります。サイコオンコロジー部会もその部会の一つで，内富庸介（国立がん研究センター）部会長を中心として，がん患者における精神心理的支援について，日本サイコオンコロジー学会と連携しながら取り組んでいます。

　本学会では，ミッションの一つとして「がん支持医療に関する標準治療の情報発信」を掲げており，ガイドラインの策定はその重要な方策の一つです。これまでサイコオンコロジー部会では，せん妄，コミュニケーション，精神心理的負担，遺族ケアなどのテーマに関するガイドラインの策定に取り組んできておりますが，せん妄については2019年に初版を刊行し，その後3年を経て，この度「がん患者におけるせん妄ガイドライン」2022年版を出版する運びとなりました。今回も，初版に引き続き，「Minds診療ガイドライン作成マニュアル」に基づいて，系統的レビューを実施して最新の知見を収集するとともに，透明性・妥当性を担保する方策を講じて策定されています。その過程において，多くの外部評価委員の方々，関連学会からご推薦頂いたデルファイ委員の方々に，多大なご協力を賜りました。改めて御礼申し上げます。

　我が国において社会の高齢化が進むとともに，がん医療においてせん妄の患者さんを診察する機会は著しく増加しています。せん妄はひとたび出現すると，患者さんやご家族にとって強い苦痛をもたらします。しかし，せん妄に対して標準的治療ができる医師は半数以下と言われており，その原因や症状の多様さなどのために医療者が最も対応に苦慮する症状の一つとなっています。近年，せん妄に関する研究が大きく進展し，かつて考えられていたほどには薬物療法が有用ではないことが示唆されるようになるとともに，積極的に予防に取り組むことの有用性が示されるようになってきました。またそのような知見を踏まえて，診療報酬においても，2021年度よりせん妄ハイリスク患者ケア加算が算定可能になりました。特に，がん診療連携拠点病院ではせん妄に対するリスク評価を行う必要があると考えます。

　そのような状況に鑑み，今回の2022年版では，がん患者におけるせん妄の予防に関する薬物療法，非薬物療法についての臨床疑問を新たに含めました。また，このような予防策は医療者が個人で実施するというよりは病院として組織的に取り組むことが大切であるため，病院としての取り組み方に関する概説も追加しました。またその他にも，日常臨床でせん妄に対してしばしば使用されているトラゾドンに関する臨床疑問の追加，既存の臨床疑問のアップデートなど，様々な改訂が行われております。

　当然のことながら，ガイドラインは出版されただけでは患者さんやご家族に貢献することはできず，広く医療者の方に日常臨床で活用して頂き，推奨に基づく診療やケアが実践されることで初めてその本来の目的を達するものです。本2022年版をより良いせん妄診療・ケアの指針として，ぜひお役立て頂けましたら，それに勝る喜びはございません。またその過程においてお気づきの点など

がございましたら，さらなる今後の改訂の参考とさせて頂きますのでぜひ学会事務局までフィードバックして頂けましたら幸いです。

2022 年 5 月

初版 発刊にあたって

一般社団法人 日本サイコオンコロジー学会

代表理事 明智龍男

　わが国においては，2007年にがん対策基本法が施行され，本法に基づき，「がん対策推進基本計画」が策定され，以降，長期的な視点で，総合的ながん対策が進んできています。現在は2018年3月に決定されました第3期がん対策推進基本計画のもと諸種の施策がとられています。そのなかで，高齢者のがんやライフステージに応じたがん対策も重要な課題として盛り込まれています。

　普段の診療現場を振り返ってみますと，超高齢社会を迎え，せん妄の患者さんを診察する機会が大変増えています。以前はせん妄はあまり臨床的な関心も寄せられず，単なる一過性の複雑で多様な病態と考えられていましたが，現在では，せん妄，なかでも高齢者のせん妄は，その後の認知症リスクを増すばかりか，施設への入所を余儀なくされたり，死亡率も高めるなど深刻な負の影響をもたらすことが示されています。

　これらの状況に伴い，他学会の先生方からも，日本サイコオンコロジー学会として，せん妄をもっと取り上げてほしいというご要望を非常に多くいただくようになりました。

　ちょうど，日本サイコオンコロジー学会としてもガイドライン作成に取り組もうという時期も重なり，まずその第一弾として，日本がんサポーティブケア学会と協力して，がん患者のせん妄治療に関するガイドラインを作成することになりました。内外を含めますと，せん妄に関してはたくさんの指針やガイドラインがあります。一方，がんという疾患の軌跡の特殊性も念頭においたガイドラインはあまり多くありません。本ガイドラインでは，日本サイコオンコロジー学会の会員が中心となり，がん患者のせん妄に関する先行知見を可能な限り実証的なエビデンスに基づき，そして臨床に即した形でまとめました。加えて，がん患者のせん妄に関しては，治療に関する良質なエビデンスが不十分であるのみならず，その背景知識の流布も不十分であることから，重要な知識的な事項についてのエキスパート・コンセンサスも含めながら，少しでもわが国のがん医療の現状に即した形で先生方の診療に役立つよう腐心しながら作成しました。

　最近，ガイドラインに関しての批判をよく耳にしますが，そのなかには誤解も多く含まれているように感じます。そもそもガイドラインは，「診療上の重要度の高い医療行為について，エビデンスのシステマティックレビューとその総体評価，益と害のバランスなどを考量して，患者と医療者の意思決定を支援するために最適と考えられる推奨を提示する文書」〔小島原典子ら編，Minds診療ガイドライン作成マニュアル2017（公益財団法人日本医療機能評価機構）〕であり，「そうしなければならない」，あるいは，「そうあるべき」といった絶対的な遵守事項を示したものではありません。あくまで先生方の豊富な臨床経験や最新のエビデンス，患者さんやご家族との良好なコミュニケーションのもと，最良の意思決定を行うための補完資料です。本ガイドラインが，みなさまの診療の一つの指針となり，ひいては患者さん，ご家族の生活の質の維持，向上にお役に立つことができれば幸いに存じます。

2019年1月

初版 発刊にあたって

一般社団法人 日本がんサポーティブケア学会
理事長　田村和夫

　日本がんサポーティブケア学会は2015年に発足した若い学会ですが，17部会と5つのワーキンググループを設け，それぞれが活発に活動しています。そのなかで内富部会長率いるサイコオンコロジー部会は，日本サイコオンコロジー学会に協力する形で「がん患者におけるせん妄ガイドライン2019年版」を策定するに至りました。同部会からは，内富部会長，奥山副部会長はじめ8名の部会員が統括委員会あるいはせん妄小委員会のメンバーとしてガイドライン作成に関わり，この難事業を完遂いたしました。

　がんは高齢者に多い慢性に経過する疾患であり，併存症も多く入退院を繰り返すことが稀ではありません。「せん妄」は高齢の入院患者で発症することが多く，とくにがん患者においては，抗がん治療による目に見える，苦痛を伴う副作用が，強弱は別としてほぼ100％の患者に出現し，大きなストレスのかかる状況が惹起されます。また，がん自身あるいは治療の副作用に伴う痛みや不安・不眠に対するオピオイドや精神安定薬の使用はせん妄の大きな要因の一つとなっています。一方で，サイコオンコロジーの領域は，研究方法や評価法に議論のあるところもあって，臨床試験が組みにくく，エビデンスの創出が難しい領域でもあります。

　そういったなかで，本ガイドライン作成の経緯が「IV章 資料」に20ページにわたって詳細に記載されていますが，「Minds診療ガイドライン作成マニュアル」に則って作成されており，他のガイドライン，とくに支持・緩和医療領域のガイドライン作成の範となるものと考えます。なかでも，がん治療や身体的副作用に関するガイドライン策定ではまず実施されることのないデルファイ法を使い，関連学会から推薦された委員らが参加して推奨文，推奨の強さ，エビデンスレベル，解説文の適切性についての評価を行ったことは，がん治療のガイドラインにも取り入れられる可能性があり，大変参考になる作成プロセスと考えます。また，今後の課題として，ガイドラインとしての限界と研究の方向性が記されていて，今後の本領域における研究，エビデンスの創出が期待されます。

　本ガイドライン作成には策定委員会のメンバーによる多大な努力とエネルギーが費やされており，統括委員をはじめ，執筆者，協力者に敬意を表するものです。また，ガイドラインは医療者に周知し，日常診療のなかで応用され，その評価を得てはじめて真価が分かります。人は個体差が大きく，ガイドラインをすべての患者に応用することは困難です。したがって，ぜひ日常診療のなかで本ガイドラインを使用していただき，その評価を策定委員会にフィードバックしてください。結果として，次の改訂作業にそれらが反映され，さらに良いガイドラインとなり，ひいては患者・家族のマネジメントの向上につながるものと考えます。

2019年1月

利益相反の開示

[経済的 COI 開示方針]
・日本医学会の指針に基づく基準を用いて，過去 3 年分を申告した。
・提出のフォーマットは，日本サイコオンコロジー学会（JPOS）の申告書を用いた。
・製薬メーカーなどの競争的資金なども，COI の対象とした。
・主任教授，部門責任者などの立場にある場合，教室（部門）全体に入った資金とみなされる場合は COI として開示する。
・開示項目：
　①役員・顧問職（100 万円以上）
　②株（利益 100 万円以上/全株式 5%以上）
　③特許使用料など（100 万円以上）
　④講演料など（50 万円以上）
　⑤パンフレットの執筆など（50 万円以上）
　⑥研究費（100 万円以上）
　⑦奨学寄付金（100 万円以上）
　⑧寄附講座所属
　⑨その他報酬（5 万円以上）

[学術的（アカデミック）COI 開示方針]
・2019 年以降 2021 年 8 月末までに全国規模以上の学術団体およびそれに準ずるものの理事，監事以上の役職に就いている場合はアカデミック COI として開示する。
・2019 年以降 2021 年 8 月末までにガイドラインおよびそれに準ずるものにメンバーとして関わった場合はアカデミック COI として開示する。

	氏名（所属）	経済的 COI 申告内容	学術的 COI 申告内容		ガイドライン作成の役割		
			学術団体の理事・監事以上の役職	ガイドライン	役職	ガイドライン担当領域	システマティックレビュー担当領域
統括委員会	奥山徹（名古屋市立大学医学部附属西部医療センター）	該当なし	JPOS 理事	JPOS コミュニケーションガイドライン（統括），気持ちのつらさガイドライン（統括），遺族ケアガイドライン（統括）	委員長	統括・指揮・最終決定・総論	―
	稲垣正俊（島根大学）	開示項目④ 2019 年：大日本住友製薬 開示項目⑦ 2019 年：アステラス製薬，エーザイ，大塚製薬，第一三共，武田薬品工業 2020 年：エーザイ，大塚製薬，武田薬品工業 2021 年：大塚製薬	JPOS 理事	JPOS コミュニケーションガイドライン（統括），気持ちのつらさガイドライン（統括），遺族ケアガイドライン（統括）	副委員長	統括・総論	―
	明智龍男（名古屋市立大学大学院）	開示項目④ 2019 年：ファイザー 2020 年：武田薬品工業 開示項目⑤ 2019 年，2020 年：医学書院	JPOS 理事	JPOS コミュニケーションガイドライン（統括），気持ちのつらさガイドライン（統括），遺族ケアガイドライン（統括，副委員長）	委員	統括	―
	内富庸介（国立がん研究センター）	該当なし	JPOS 理事，日本がんサポーティブケア学会理事	JPOS コミュニケーションガイドライン（統括），気持ちのつらさガイドライン（統括），遺族ケアガイドライン（統括），日本がんサポーティブケア学会ガイドライン委員長	委員	統括	―

氏名 （所属）	経済的 COI 申告内容	学術的 COI 申告内容		ガイドライン作成の役割		
		学術団体の理事・監事以上の役職	ガイドライン	役職	ガイドライン担当領域	システマティックレビュー担当領域
統括委員会 貞廣良一（国立がん研究センター中央病院）	該当なし	JPOS 理事	JPOS コミュニケーションガイドライン（統括），気持ちのつらさガイドライン（統括），遺族ケアガイドライン（統括）	委員	統括・臨床疑問 2（抗精神病薬予防）・総論	臨床疑問 2（抗精神病薬予防）
吉内一浩（東京大学医学部附属病院）	開示項目⑦ 2019 年：金子書房 2020 年：金子書房 2021 年：金子書房	JPOS 代表理事，日本心身医学会理事，日本心療内科学会理事，日本女性心身医学会理事，日本行動医学会理事，日本自殺予防学会理事，日本交流分析学会副理事長，日本自律訓練学会理事，日本摂食障害学会理事	JPOS コミュニケーションガイドライン（統括），気持ちのつらさガイドライン（統括），遺族ケアガイドライン（統括）	委員	統括	
せん妄小委員会 谷向仁（京都大学）	該当なし	JPOS 理事	—	委員長	統括・総論・臨床の手引き・今後の検討課題・用語集	—
井上真一郎（岡山大学病院）	該当なし	日本総合病院精神医学会理事	—	副委員長	統括・総論・臨床の手引き・今後の検討課題・用語集	—
松田能宣（国立病院機構近畿中央呼吸器センター）	該当なし	—	日本緩和医療学会 がん患者の呼吸器症状の緩和に関するガイドライン（改訂 WPG 副委員長），がん患者の治療抵抗性の苦痛と鎮静に関する基本的な考え方の手引き（改訂 WPG 員），日本呼吸器学会・日本呼吸ケア・リハビリテーション学会 非がん性呼吸器疾患緩和ケア指針 2021（作成委員）	副委員長	統括・総論・今後の検討課題・用語集	—
稲田修士（近畿大学）	該当なし	JPOS 理事		委員	臨床疑問 3（せん妄評価），臨床疑問 4（せん妄原因）	同左
内田恵（名古屋市立大学大学院）	該当なし	—	—	委員	総論	—
岡本禎晃（市立芦屋病院）	該当なし	日本緩和医療薬学会理事，日本ホスピス緩和ケア協会理事，兵庫県病院薬剤師会副会長，兵庫県薬剤師会常務理事	日本緩和医療学会 がん疼痛の薬物療法に関するガイドライン 2020 年版（改訂 WG 員），がん患者の治療抵抗性の苦痛と鎮静に関する基本的な考え方の手引き 2018 年版〔改訂 WPG 員（評価委員）〕	委員	臨床疑問 8（ベンゾジアゼピン系薬），臨床疑問 9（オピオイドスイッチング）	同左

せん妄小委員会

氏名 （所属）	経済的 COI 申告内容	学術的 COI 申告内容		ガイドライン作成の役割		
		学術団体の理事・監事以上の役職	ガイドライン	役職	ガイドライン担当領域	システマティックレビュー担当領域
小川朝生 （国立がん研究センター東病院）	**開示項目④** 2019 年：中外製薬 2021 年：メディヴァ，MSD	JPOS 理事，日本緩和医療学会理事	日本緩和医療学会 がん疼痛の薬物療法に関するガイドライン 2020 年版（ガイドライン統括委員会委員長），がん患者の治療抵抗性の苦痛と鎮静に関する基本的な考え方の手引き 2018 年版（ガイドライン統括委員会委員長），日本膵臓学会 膵癌診療ガイドライン 2019 年版（ガイドライン委員）	委員	総論	—
角甲純 （兵庫県立大学）	該当なし	—	日本緩和医療学会 がん患者の呼吸器症状の緩和に関するガイドライン（改訂 WPG 員），日本がん看護学会 急性放射線皮膚炎のケアに関する合同ガイドライン（作成ワーキング委員），日本癌治療学会 制吐薬適正使用ガイドライン（改訂ワーキンググループシステマティックレビュー委員），日本口腔ケア学会 緩和ケアにおける口腔ケアのガイドライン（作成委員）	委員	臨床疑問 11（終末期せん妄），臨床疑問 12（家族が望むケア）	同左
菅野雄介 （東京医科歯科大学）	該当なし	—	—	委員	臨床疑問 1（非薬物療法予防）	同左
岸泰宏 （日本医科大学武蔵小杉病院）	**開示項目④** 2019 年，2020 年：MSD	日本総合病院精神医学会理事	—	委員	総論	—
北浦祐一 （松下記念病院）	該当なし	—	—	委員	臨床疑問 2（抗精神病薬予防），臨床疑問 5（抗精神病薬治療）	同左
菅野康二 （順天堂大学医学部附属順天堂東京江東高齢者医療センター）	該当なし	—	日本緩和医療学会 がん患者の呼吸器症状の緩和に関するガイドライン（改訂 WG 員），緩和ケア自施設評価 WPG（WPG 員）	委員	臨床疑問 3（せん妄評価），臨床疑問 4（せん妄原因）	同左
竹内麻理 （慶應義塾大学）	該当なし	—	—	委員	臨床疑問 11（終末期せん妄），臨床疑問 12（家族が望むケア）	同左
堂谷知香子 （東京大学医学部附属病院）	該当なし	—	—	委員	臨床疑問 1（非薬物療法予防），臨床疑問 10（非薬物療法治療）	同左
長谷川貴昭 （名古屋市立大学病院）	該当なし	—	日本緩和医療学会 がん患者の呼吸器症状の緩和に関するガイドライン（改訂 WG 員）	委員	臨床疑問 8（ベンゾジアゼピン系薬），臨床疑問 9（オピオイドスイッチング）	同左

	氏名 （所属）	経済的 COI 申告内容	学術的 COI 申告内容		ガイドライン作成の役割		
			学術団体の理事・監事以上の役職	ガイドライン	役職	ガイドライン担当領域	システマティックレビュー担当領域
せん妄小委員会	原島沙季 （東京大学医学部附属病院）	該当なし	—	日本癌治療学会 制吐薬適正使用ガイドライン（改訂 WG 委員），日本摂食障害学会 摂食障害ガイドライン（改訂 WG 委員），日本緩和医療学会 緩和ケアチーム活動の手引き職種別等追補版検討 WPG 員〔医師（精神症状担当）〕	委員	臨床疑問 6（トラゾドン），臨床疑問 7（ヒドロキシジン）	同左
	平山貴敏 （国立がん研究センター中央病院）	該当なし	—	日本緩和医療学会 緩和ケアチーム活動の手引き職種別等追補版検討 WPG 員〔医師（精神症状担当）〕	委員	臨床疑問 1（非薬物療法予防），臨床疑問 10（非薬物療法治療）	同左
	吉村匡史 （関西医科大学）	該当なし	日本総合病院精神医学会理事，日本臨床神経生理学会理事，日本薬物脳波学会理事	—	委員	臨床疑問 2（抗精神病薬予防），臨床疑問 5（抗精神病薬治療）	同左
	和田佐保 （日本医科大学多摩永山病院）	該当なし	—	—	委員	臨床疑問 6（トラゾドン），臨床疑問 7（ヒドロキシジン）	同左
外部評価委員会	長島文夫 （杏林大学）	**開示項目⑥** 2019 年：MSD	—	日本臨床腫瘍学会/日本癌治療学会 高齢者のがん薬物療法ガイドライン（統括，副委員長），日本臨床腫瘍学会/日本癌治療学会 成人・小児進行固形がんにおける臓器横断的ゲノム診療のガイドライン（委員）	委員	—	—
	野田真由美 （NPO 法人支えあう会「a」）	該当なし	—	日本癌治療学会 制吐薬適正使用ガイドライン（改訂 WG 委員），JPOS コミュニケーションガイドライン（外部評価委員）	委員	—	—
	山川宣 （神鋼記念病院）	該当なし	—	—	委員	—	—

（五十音順）

目 次

Ⅲ章　臨床疑問

Ⅳ章　臨床の手引き

Ⅴ章　資　料

I章　はじめに

1 ガイドライン作成の経緯と目的

1 ガイドライン作成の経緯

　『がん患者におけるせん妄ガイドライン 2022 年版』（以下，本ガイドラインとする）は日本サイコオンコロジー学会と日本がんサポーティブケア学会により作成された『がん患者におけるせん妄ガイドライン』の第 2 版である。

　日本サイコオンコロジー学会（Japan Psycho-Oncology Society：JPOS）とは，がんに関連した心理・社会・行動的側面について科学的な研究と実践を行い，がん患者と家族により良いケアを提供していくことを目指している学会である。サイコオンコロジー（Psycho-Oncology）とは，サイコロジー（Psychology：心理学）やサイカイアトリー（Psychiatry：精神医学）という言葉の「サイコ」と，オンコロジー（Oncology：腫瘍学）という言葉からの造語で，「精神腫瘍学」と翻訳されている。日本サイコオンコロジー学会は1987年に創設され，今日までがん医療における心理社会的ケアについて，その専門家を中心にさまざまな情報発信を行ってきた。

　日本がんサポーティブケア学会（Japanese Association of Supportive Care in Cancer：JASCC）とは，がん医療における包括的な支持療法を教育，研究，診療を通して確立し，国民の福祉に寄与することを基本理念とする学会である。日本がんサポーティブケア学会では，さまざまな支持療法に関する最新の知見を収集し，現時点における最も適切な診療指針を発信していくことを重要な役割の一つとして位置づけている。

　両学会は今後互いに密接に連携し，がん患者の心理社会的支援に関する適切な診療指針を作成し公表するなどの活動を通して，わが国のがん医療に良質な「こころのケア」の均てん化を図っていくことを目指している。

　近年の医学の進歩は著しく，さまざまな疾患や問題に対して日々新しい知見が生み出されており，がん患者への精神心理的ケアについても例外ではない。しかしそのような新しい知見は膨大にあり，医療者が常に自ら学習したとしても，個人がすべての新しい知見に精通することは現実的には不可能である。診療ガイドラインは，最新のエビデンスを日常臨床で円滑に活用するために導入が図られてきたものである。ところで，がん患者における精神心理的ケアにおいては，広くがん患者に関わるすべての医療者が適切な一次的ケアを提供できることが何より重要である。そこで日本サイコオンコロジー学会と日本がんサポーティブケア学会では，すべての医療者ががん患者に対してエビデンスに基づく適切な精神心理的ケアを提供できるようになるための一助として，精神心理的問題に関する診療ガイドラインの作成に取り組むこととした。

　診療ガイドラインの作成において最も大切なことは信頼性である。その信頼性を確保するためには，個人の恣意的な考えのみで記載されるのではなく，エビデンスに基

づいて科学的な判断がなされること，そして作成プロセスそのものに普遍性と透明性
が担保されていることが重要である。この信頼性を確保するために，日本サイコオン
コロジー学会と日本がんサポーティブケア学会では，厚生労働省の委託を受けて公益
財団法人日本医療機能評価機構が運営する，EBM 普及推進事業 Minds による「診療ガ
イドライン作成マニュアル」に則ってガイドラインを作成することとした。なお，
Minds による診療ガイドラインの定義は「診療上の重要度の高い医療行為について，
エビデンスのシステマティックレビューとその総体評価，益と害のバランスなどを考
量して，患者と医療者の意思決定を支援するために最適と考えられる推奨を提示する
文書」となっている。日本サイコオンコロジー学会と日本がんサポーティブケア学会
による診療ガイドラインでは，包括的な文献検索を行い，なるべく最新の知見を集積
し，それに基づいて推奨を記載するよう心がけている。しかしがん患者における精神
心理的ケアに関する研究開発は必ずしも行き届いておらず，不十分なエビデンスから
推奨を検討せねばならない臨床疑問も少なくない。そこでさまざまな職種のエキス
パートで委員会を構成し，委員会としてのコンセンサスによって記述する方法も採用
した。

　またデルファイ法を用いて，日本サイコオンコロジー学会と日本がんサポーティブ
ケア学会以外の学会や全国がん患者団体連合会の意見を取り入れることで，広い分野
の専門家や患者・一般市民の価値観を反映させている。

2　ガイドラインの目的

　本ガイドラインは，がん患者が精神心理的ケアを必要とする症状のうち，せん妄を
対象としている。せん妄とは，身体的異常や薬物の使用を原因として急性に発症する
意識障害（意識変容）を本態とし，注意障害，見当識障害などの認知機能障害や幻覚
妄想，気分変動などのさまざまな精神症状を呈する病態である。せん妄は身体疾患の
治療のために入院を要する患者によく認める病態であるが，特に高齢になるほどその
リスクは上昇するので，入院患者の高齢化とともに病院内で遭遇する頻度はますます
高くなっている。しかしせん妄は，うつ病などと比較すると一般的にもまだ理解が普
及していない。また，せん妄症状は身体的異常，あるいは治療や症状緩和に用いられ
る薬物によって出現するために，初期に対応するのは精神心理の専門家ではない医療
者であることが多く，多様な症状が出現するためせん妄を正しく診断し対応すること
には，しばしば困難が伴う。

　さらにがん患者におけるせん妄には，その他の臨床状況におけるせん妄などと異な
るいくつかの特徴がある。まずがん患者におけるせん妄は，その原因に特性がある。
例えばがん患者ではオピオイド，ステロイドなどが多用されるが，それらを直接因子
とするせん妄に遭遇することが多くある。近年は，免疫チェックポイント阻害薬に代
表されるがん免疫療法の普及に伴い，副作用の immune-related adverse event（irAE）と
してせん妄を発症する患者が増えている。また高カルシウム血症や脳転移など，がん
に伴う身体的問題を背景としてせん妄が発症することもある。進行がん患者における

せん妄ではその原因が複合的であることが多い。さらには終末期におけるせん妄では，特に身体的要因の改善が困難であるため，治療目標をせん妄の回復からせん妄による苦痛の緩和に変更し，それに合わせてケアを組み立てていく必要がある。

　そこで本ガイドラインでは，がん医療に携わる医療者を広く対象として，がん患者におけるせん妄について，その最新の知見を総括したうえで，評価と標準的対応について示すことを目的とした。

（貞廣良一，奥山　徹，稲垣正俊）

2 ガイドラインの使用上の注意

1 使用上の注意

1）ガイドラインの対象とした診療行為

　本ガイドラインでは，がん患者のせん妄について，まずはその評価の部分に紙面を割いた。なぜならせん妄が医療者にとって見逃されやすいこと，またせん妄と診断し，その原因をなるべく高い精度で同定することがせん妄治療にとって不可欠だからである。そのうえで診療行為としては，薬物療法，非薬物療法，家族へのケアと分けて記述することとした。第2版では，取り扱う薬物療法の幅を広げたほかに，治療だけでなく予防の臨床疑問を追加した。

2）対象者

　本ガイドラインの対象者は，日本で治療を受ける成人がん患者およびその家族・主介護者とした。

3）本ガイドラインが取り扱うアウトカム

　本ガイドラインの効果の指標は，一義的にはせん妄の発症予防および，せん妄の持続期間・重症度など，せん妄の改善である。さらに，せん妄に対して適切な対応を行うことは，患者の苦痛の軽減はもちろん，転倒・転落を減少させたり，留置物の自己抜去などを減少させたりすることで円滑な医療の提供を可能とするかもしれない。一方で特に薬物療法を行う場合には，有害事象の発現などのリスクもある。

　一般的に，せん妄に関する研究においては，患者自身の認知機能障害のためもあって生活の質（quality of life：QOL，あるいは近年では「good death」という概念も含まれる）はアウトカムとしては含まれていない。しかし，せん妄治療においても，常に患者・家族の個別性を尊重しながら安寧やQOLの維持・向上を考えていくことが重要であることは論をまたない。特に終末期のせん妄においては，その改善はしばしば困難であり，そのような際のケアのゴールは疾患の治癒ではなく，苦痛の緩和，QOLの維持・向上となるべきであろう。そこで，本ガイドラインにおける推奨にあたっては，一義的なせん妄に関する指標のみならず，患者およびその家族・主介護者の安寧やQOLの維持・向上も含めて総合的な判断を心がけた。

4）使用者

　本ガイドラインにおいて想定している使用者は，対象患者を診療する医師，心理職，看護師，薬剤師など，がん診療に携わるすべての医療者である。

5）個別性の尊重

　本ガイドラインは，患者の個別性を無視した画一的なケアを推奨するものではない。本ガイドラインは最新のエビデンスを科学的に評価し，また不偏性を担保したプロセスを用いて開発しているが，ガイドラインを個々の患者へ適用するにあたっては，診療にあたる医療者・医療チームが患者の個別性に十分配慮し，責任をもって行うべきである。

6）定期的な再検討の必要性

　最新のエビデンスが日常臨床で活用されるようにするという目的でガイドラインが作成される以上，常に最新のエビデンスを基に記述を再検討し，一定期間で改訂していく必要がある。

　本ガイドラインは2025年末をめどに再検討および改訂を行うこととする。改訂責任者は日本サイコオンコロジー学会代表理事とする。

7）責　任

　本ガイドラインの内容については日本サイコオンコロジー学会および日本がんサポーティブケア学会が責任を有するが，個々の患者への適用については患者を直接担当する医療者が責任を有する。

　特にせん妄への薬物療法に関する記述については，健康保険で認められている適応症や投与方法，常用量と異なる部分がある。成書や添付文書を参照し，患者への個別性を勘案して，また患者・家族に十分説明したうえで，患者を直接担当する医療者自身の責任のもとで実施されたい。

8）利害関係

　本ガイドライン作成にあたっては，日本サイコオンコロジー学会が作成にかかる費用を拠出しており，ガイドラインで扱われている内容から利害関係を生じうる団体はもちろん，いかなる団体からの資金提供も受けていない。

　ガイドライン作成に関わる委員の選出にあたっては，日本サイコオンコロジー学会利益相反委員会によって利益相反の有無について評価を行い，問題がないことを確認したうえで日本サイコオンコロジー学会理事会による承認を得た。

2　構成とインストラクション

　「Ⅰ章　はじめに」では，本ガイドラインの目的，使用上の注意について述べるとともに，本ガイドラインで用いたエビデンスの確実性（強さ）と推奨の強さについて，その決定方法や解釈などについて説明を加えた。

　「Ⅱ章　総論」では，がん患者におけるせん妄の疫学，せん妄による影響，せん妄の診断・分類・鑑別診断などについて，がん患者以外を対象とした研究からの知見も含め，せん妄に関する基礎知識について概説した。

　「Ⅲ章　臨床疑問」では，がん患者のせん妄の治療を行うにあたり，しばしば遭遇する臨床疑問について，エビデンスを基に解説し，推奨を明らかにした。

　臨床への適切な普及・実装の橋渡しを目的に，2022年版では新たに「Ⅳ章　臨床の手引き」（せん妄薬物療法の手引き）を作成した。

　「Ⅴ章　資料」では，本ガイドラインの作成過程を記録するとともに，各臨床疑問において用いた文献検索式を掲載した。さらに，今回のガイドラインでは十分に扱うことができなかった点などを今後の検討課題としてまとめた。

（貞廣良一，奥山　徹，稲垣正俊）

Ⅰ章

はじめに

3 エビデンスの確実性（質・強さ）と推奨の強さ

1 エビデンスの確実性（質・強さ）

　本ガイドラインでは，「Minds 診療ガイドライン作成マニュアル 2017」に従って，以下のようにエビデンスに対する評価を定義した。まず，広義のエビデンスに対する評価を「エビデンスの確実性」とした。そして，推奨を考慮しない段階で行われるシステマティックレビューでは効果指標の確実性に対する確信という意味で，「エビデンスの確実性（質）」という言葉を用いた。さらに，推奨作成段階では推奨を支持する強さに対する確信という意味で「エビデンスの確実性（強さ）」という言葉を用いた。エビデンスの確実性（強さ）は研究デザインによってのみ定義されるわけではなく，研究と推奨との関連も加味したうえで決定される点に注意が必要である。

　個別研究のエビデンスの確実性（質）の評価は研究デザインを出発点とした。具体的には，無作為化比較試験の場合には，エビデンスの確実性（質）は「強」を基準として評価を開始し，エビデンスの確実性（質）を下げる項目として「バイアスリスク」「非直接性」について評価しエビデンスの確実性（質）を決定することとした。一方，観察研究*のエビデンス評価は，エビデンスの確実性（質）は「弱」を基準として評価を開始し，無作為化比較試験の場合と同様に評価を行うとともに，「介入による大きな効果」「用量-反応勾配」「可能性のある交絡因子による効果の減弱」により，エビデンスの確実性（質）を「弱」から「中」あるいは「強」に上げることも検討した。

　そのうえで，採用されたエビデンスの全体（エビデンス総体）としてのエビデンスの確実性（質）の評価を「バイアスリスク」「非直接性」に加えて，「非一貫性」「不精確性」「出版（報告）バイアス」の観点から行い，最終的に表1「エビデンス総体のエビデンスの確実性（質）」のように評価した。

　なお臨床疑問1「非薬物療法予防」，臨床疑問3「評価」，臨床疑問4「原因」，臨床疑問10「非薬物療法治療」，臨床疑問11「終末期せん妄」，臨床疑問12「家族が望むケア」は，治療や病態などにおける一般的知識に対する疑問，いわゆる背景疑問であるため，エビデンスの確実性（質）の評価は行わなかった。しかし，いずれもせん妄マネジメントとしては重要であるため，臨床疑問に含めて記述することとした。

＊本ガイドラインでは，横断的観察研究，後ろ向き観察研究，前向き観察研究，非対照試験（無作為化比較試験の単アーム利用も含む）を観察研究と定義した。

表1　エビデンス総体のエビデンスの確実性（質）

A（強）	効果の推定値に強く確信がある
B（中）	効果の推定値に中程度の確信がある
C（弱）	効果の推定値に対する確信は限定的である
D（非常に弱い）	効果の推定値がほとんど確信できない

〔小島原典子，他 編．Minds 診療ガイドライン作成マニュアル 2017 より引用改変〕

2　推奨の強さ

　推奨の強さは，「重大なアウトカムに関するエビデンスの確実性（強さ）」「益と害のバランス」「推奨の強さの評価の際に考慮すべき項目（患者の価値観や好み，負担の確実さ，コストや資源の利用）」を考慮して決定した。「推奨の強さ」は，表2に示す1または2とした。

表2　推奨の強さ

1：（強く推奨する）	実施する／しないことを推奨する
2：（弱く推奨する，提案する）	実施する／しないことを提案する

3　推奨の強さとエビデンスの確実性（強さ）の臨床的意味

　これにより，推奨文としては，推奨の強さ（1，2）と，推奨を支持する強さに対する確信としてエビデンスの確実性（強さ）（A，B，C，D）（表3）を組み合わせた定式を用いて記述した（表4）。なお，実際の推奨文においては，弱い推奨を「提案する」と表現することとした。原則としてわが国において実装可能な治療を推奨することとしたが，必ずしも保険適用ではない場合があることに注意する必要がある。

表3　エビデンス総体のエビデンスの確実性（強さ）

A（強）	効果の推定値が推奨を支持する適切さに強く確信がある
B（中）	効果の推定値が推奨を支持する適切さに中程度の確信がある
C（弱）	効果の推定値が推奨を支持する適切さに対する確信は限定的である
D（非常に弱い）	効果の推定値が推奨を支持する適切さにほとんど確信できない

〔小島原典子，他 編．Minds 診療ガイドライン作成マニュアル 2017 より引用改変〕

表4　推奨文

1A	根拠のレベルが高く，治療を行う（または，行わない）ことを推奨する
1B	根拠のレベルが十分ではないことを理解したうえで，治療を行う（または，行わない）ことを推奨する
1C	根拠が不足していることを理解したうえで，治療を行う（または，行わない）ことを推奨する
1D	根拠が不確実であることを理解したうえで，治療を行う（または，行わない）ことを推奨する
2A	根拠のレベルが高く，治療を行う（または，行わない）ことを提案する
2B	根拠のレベルは十分ではないことを理解したうえで，治療を行う（または，行わない）ことを提案する
2C	根拠が不足していることを理解したうえで，治療を行う（または，行わない）ことを提案する
2D	根拠が不確実であることを理解したうえで，治療を行う（または，行わない）ことを提案する

（貞廣良一，奥山　徹，稲垣正俊）

Ⅱ章　総　論

1 がん医療におけるせん妄

1 せん妄とは何か

せん妄とは，身体的異常や薬物の使用を原因として急性に発症する意識障害（意識変容）を本態とし，失見当識などの認知機能障害や幻覚妄想，気分変動などのさまざまな精神症状を呈する病態である[1]。またせん妄はその精神運動性の程度により，過活動型，低活動型，活動水準混合型*に分類することができる。過活動型とは，精神運動活動の水準が過活動であり，気分の不安定性，焦燥，および/または医療に対する協力の拒否を伴うことがあるものであり，低活動型とは，精神運動活動の水準は低活動であり，昏迷に近いような不活発や嗜眠を伴うことがあるものである。一方，活動水準混合型は，注意および意識は障害されているが，精神運動活動の水準は正常であるか，その活動水準が急速に変動する例を含むものである[2]。

2 がん患者におけるせん妄の頻度

せん妄は，がんに限らず，身体疾患を有する入院患者，特に集中治療室（ICU）や心臓手術後など，身体的な重症度や医療的処置の侵襲度の高い状態でよく認められることが知られているが，がん医療の現場においても高頻度で認められることが報告されている。一般病院入院患者におけるせん妄有病率はおおよそ10〜30%[3]，治療以外の目的で入院した高齢進行肺がん患者においては40%[4]，緩和ケア病棟入院時では42%，さらに死亡直前には88%に認めたとの報告がある[5]。

日本は超高齢社会を迎えており，2020年10月1日の時点で日本の高齢化率は28.8%にまで達しているが，加齢はがんの危険因子の一つであることを考えると，今後ますます高齢がん患者は増えていくことが予想される。そして，高齢はせん妄の準備因子（P19，Ⅱ章-2-4「せん妄の原因」参照）でもあることから，がん医療の現場では，今後ますますせん妄への対策が強く求められることになる。

3 せん妄によるさまざまな影響

せん妄は多方面にわたり多くの負の影響を及ぼす。それらの影響についてここでは，患者と家族，医療的側面に分けて述べる。

---

*ここではDSM-5の表記に基づき「活動水準混合型」と記載しているが，他の項では単純に「混合型」と表記している。

1）患者とその家族

せん妄の本態は意識の障害であることから，せん妄から回復した時には，患者はせん妄の体験を想起できないと考えられがちである。しかしながら，多くの患者がせん妄体験について想起でき，その体験について恐怖や不快感を感じていたことが報告されている[6,7]。また，転倒・転落などの事故につながること[8]，二次合併症を併発し，入院の長期化を招くこと[9,10]など治療に直接影響を及ぼすこともある。長期的には認知機能低下と関連すること[10,11]，さらには，死亡率の増加につながるといった生命予後にも影響することが報告されている[9,10]。

せん妄を発症した患者の家族も，患者がせん妄となることで強い精神的苦痛を経験することが知られている[6,7]。特に終末期にみられるせん妄については，家族の解釈や感じ方には個別性も大きく，回復可能なせん妄におけるケアと異なる側面があることが報告されている[12]。

2）医療的側面

せん妄への対応，特に医療者が少なくなりがちな夜間における過活動型せん妄への対応は，医療者にとっても心身ともに強い疲弊感をもたらす。せん妄への介入がスムーズに進まず，症状が遷延した場合などは，医療者，特に看護スタッフのバーンアウトの引き金となることが現実問題として起こりうる。また，入院の長期化による医療コストの増大を招くことも現実的には大きな問題となる[3,13]。

以上のように，せん妄は，がん医療に関わる医療者にとって必ず遭遇する病態の一つであり，患者とその家族のみならず，医療的にも多岐にわたるデメリットを生じさせる。がん医療におけるせん妄の特徴を理解し，適切な予防と対策を行うこと，そして患者とその家族の心情に配慮したコミュニケーションを大切にすることは，がん医療に携わる医療者にとって極めて重要と考えられる。

4　がん患者におけるせん妄の特徴

がん患者におけるせん妄には，がん以外の臨床状況におけるせん妄などと異なるいくつかの特徴がある。

第一に，がん患者におけるせん妄は，その直接的な要因（直接因子）に特徴がある（P75，臨床疑問 4 参照）。せん妄の発症に関与する直接因子としては通常，身体的要因と薬剤要因の 2 つが挙げられる。がんは基本的に進行性の病態を示すことから，経過とともに身体面での脆弱性は増し，併発する症状も増えていく。そのため，せん妄発症に影響するさまざまな身体的要因が併存しやすくなる。なかでも骨転移などを背景とした高カルシウム血症，脳転移などは，がん患者において特徴的な直接因子である。一方，抗がん薬などの治療薬に加え，さまざまな合併症に対する症状緩和目的の薬剤も増えていくことから，多剤併用になりやすい。特に，がん医療ではオピオイドやステロイドなどの使用頻度が高く，これらの薬物使用を直接因子とするせん妄に遭遇することが多くある。さらに実際の臨床では，このような身体的要因，薬剤要因が複合

的に影響したせん妄も多くみられる。せん妄を発症し，精神科への依頼となったがん患者の原因を調査したところ，42％において複数の原因を認めたとの報告もある[14]。

　第二に，がん医療においては，低活動型せん妄や終末期のせん妄に遭遇する機会が多い。低活動型せん妄は，活動性や反応性の低下，会話量の減少などを特徴とし，特に抑うつ症状と誤診される可能性があることから注意が必要である。過活動型せん妄と比べて予後が不良とも報告されている[15]。また，終末期におけるせん妄は，その原因によってせん妄の回復可能性が予測されることが報告されている[5]。一般的には，脱水，電解質異常，薬物によるせん妄は終末期においても回復の可能性が残されていると考えられる一方，脳転移，肝不全，低酸素脳症など，臓器不全に伴うせん妄は回復が困難であることが多いとされる。回復が期待できると考えられる場合は，原因の除去を図りつつ，薬物療法では，抗精神病薬を中心に選択し，ベンゾジアゼピン系薬の単独投与は避けるようにする（P87，臨床疑問5；P101，臨床疑問8参照）。また睡眠覚醒リズムを維持できるように日中の覚醒を促したり，見当識の確保を心がけたケアを提供する。一方，回復が困難と考えられる場合は，回復を目指すケアは患者にとって侵襲的となりうる。そのため，患者の苦痛軽減を最優先の目標とし，ベンゾジアゼピン系薬を適宜使用しながらでも不穏をコントロールし，穏やかに過ごせることを目指すことも多い（P118，臨床疑問11参照）。現実的には不眠・不穏のコントロールと日中の覚醒の両立が困難であることが多いことから，患者・家族，医療者とケアのゴールについて多角的に相談することが重要となる。

（谷向　仁）

■文　献

1) American Psychiatric Association. Diagnostic and Statistical Manual of Mental Disorders, 5th ed.(DSM-5). Arlington, VA: American Psychiatric Press, 2013
2) 日本精神神経学会 日本語版用語 監修，高橋三郎，大野裕 監訳．DSM-5 精神疾患の分類と診断の手引．pp278-89．東京，医学書院，2014
3) Siddiqi N, House AO, Holmes JD. Occurrence and outcome of delirium in medical in-patients: a systematic literature review. Age and ageing 2006; 35: 350-64
4) Uchida M, Okuyama T, Ito Y, et al. Prevalence, course and factors associated with delirium in elderly patients with advanced cancer: a longitudinal observational study. Jpn J Clin Oncol 2015; 45: 934-40
5) Lawlor PG, Gagnon B, Mancini IL, et al. Occurrence, causes, and outcome of delirium in patients with advanced cancer: a prospective study. Arch Intern Med 2000; 160: 786-94
6) Breitbart W, Gibson C, Tremblay A. The delirium experience: delirium recall and delirium-related distress in hospitalized patients with cancer, their spouses/caregivers, and their nurses. Psychosomatics 2002; 43: 183-94
7) Bruera E, Bush SH, Willey J, et al. Impact of delirium and recall on the level of distress in patients with advanced cancer and their family caregivers. Cancer 2009; 115: 2004-12
8) Brand CA, Sundararajan V. A 10-year cohort study of the burden and risk of in-hospital falls and fractures using routinely collected hospital data. Qual Saf Health Care 2010; 19: e51
9) Edlund A, Lundström M, Karlsson S, et al. Delirium in older patients admitted to general internal medicine. J Geriatr Psychiatry Neurol 2006; 19: 83-90
10) Witlox J, Eurelings LS, de Jonghe JF, et al. Delirium in elderly patients and the risk of postdischarge mortality, institutionalization, and dementia: a meta-analysis. JAMA 2010; 304: 443-51
11) Saczynski JS, Marcantonio ER, Quach L, et al. Cognitive trajectories after postoperative delirium.

N Engl J Med 2012; 367: 30-9

12) Namba M, Morita T, Imura C, et al. Terminal delirium: families'experience. Palliat Med 2007; 21: 587-94

13) Leslie DL, Marcantonio ER, Zhang Y, et al. One-year health care costs associated with delirium in the elderly population. Arch Intern Med 2008; 168: 27-32

14) Sagawa R, Akechi T, Okuyama T, et al. Etiologies of delirium and their relationship to reversibility and motor subtype in cancer patients. Jpn J Clin Oncol 2009; 39: 175-82

15) Kiely DK, Jones RN, Bergmann MA, et al. Association between psychomotor activity delirium subtypes and mortality among newly admitted post-acute facility patients. J Gerontol A Biol Sci Med Sci 2007; 62: 174-9

Ⅱ章

総論

2 せん妄の評価と診断・分類

　せん妄の本態は意識の障害であるが，中心となる症状は，注意の障害，サーカディアン・リズム（睡眠覚醒リズム）障害ならびに思考障害（思考の過程や内容，妄想など体験様式の異常）である[1-3]。

　せん妄は有病率が高いにもかかわらず，医療者はせん妄を発症した患者の20〜50％程度しか症状を認識していないことが報告されている[4]。例えばInouyeら[5]は，新規入院となった70歳以上の患者において看護師がどの程度正確にせん妄を認識しているかを調査した結果，せん妄患者の81％が見逃されていたことを認めたうえで，せん妄が低活動型であること，高齢者，視力障害，認知症があることが過小評価と関連していたことを報告している。また，たとえ精神症状が認識されたとしても，そのうち約50％はせん妄とは認識されず，他の精神疾患と誤診されている[6,7]。正しく診断された患者と誤診された患者では，せん妄の症状・重症度には差がないことから，精神疾患罹患歴がある患者は誤診されやすいとの報告もある[7]。実際，統合失調症患者が身体疾患に罹患し，せん妄を発症した場合，統合失調症の精神症状として捉えられていることが多く経験される。

　このようにせん妄はしばしば医療者から過小評価されており，その診断・治療が遅れることにより，より病態が複雑化し，ケアの質の低下やケアの複雑化につながる。せん妄の早期発見および介入が行われた患者に比べて，せん妄の治療が遅れた患者では死亡率・院内感染・肺炎のリスクが高まるとの報告もある[8]。したがって，せん妄の見逃しを減らす工夫が重要である。

1 せん妄の診断基準

　現在，せん妄診断のゴールドスタンダードとしては，アメリカ精神医学会による診断基準（Diagnostic and Statistical Manual of Mental Disorders, 5th Edition：DSM-5）（表1）[9]が用いられることが多い。この診断基準に従ってせん妄について簡潔に説明するとすれば，「せん妄とは，身体的要因や薬剤要因によって急性に出現する意識・注意・知覚の障害であり，その症状には変動性がある」とまとめられる。

2 せん妄の分類

　DSM-5ではせん妄と診断した際には過活動型，低活動型，活動水準混合型の特定を行うように求められている。せん妄の分類基準の一つを表2に示す[10]。特に身体的重症例の場合には，過活動型せん妄より低活動型せん妄の方が多いことが知られてい

表1　DSM-5 によるせん妄の診断基準

A	注意の障害（すなわち，注意の方向づけ，集中，維持，転換する能力の低下）および意識の障害（環境に対する見当識の低下）
B	その障害は短期間のうちに出現し（通常数時間〜数日），もととなる注意および意識水準からの変化を示し，さらに1日の経過中で重症度が変動する傾向がある
C	さらに認知の障害を伴う（例：記憶欠損，失見当識，言語，視空間認知，知覚）
D	基準AおよびCに示す障害は，他の既存の，確定した，または進行中の神経認知障害ではうまく説明されないし，昏睡のような覚醒水準の著しい低下という状況下で起こるものではない
E	病歴，身体診察，臨床検査所見から，その障害が他の医学的疾患，物質中毒または離脱（すなわち乱用薬物や医薬品によるもの），または毒物への曝露，または複数の病因による直接的な生理学的結果により引き起こされたという証拠がある

上記A〜Eのすべてを満たす場合にせん妄と診断する。
DSM-5 においては，せん妄の活動性に関するサブタイプを特定することとなっている。それぞれのサブタイプについては，以下のように記述されている。

過活動型：その人の精神運動活動の水準は過活動であり，気分の不安定性，焦燥，および/または医療に対する協力の拒否を伴うかもしれない

低活動型：その人の精神運動活動の水準は低活動であり，昏迷に近いような不活発や嗜眠を伴うかもしれない

活動水準混合型：その人の注意および意識は障害されているが，精神運動活動の水準は正常である。また，活動水準が急速に変動する例も含む

〔日本精神神経学会 日本語版用語 監修，高橋三郎，大野裕 監訳. DSM-5 精神疾患の診断・統計マニュアル. 医学書院，2014: pp588-9 より作成〕

表2　せん妄のサブタイプ

過活動型せん妄	24時間以内に以下のうち2項目以上の症状（せん妄発症前より認める症状ではない）が認められた場合 ・運動活動性の量的増加 ・活動性の制御喪失 ・不穏 ・徘徊
低活動型せん妄	24時間以内に以下のうち2項目以上の症状（せん妄発症前より認める症状ではない）が認められた場合（活動量の低下または行動速度の低下は必須） ・活動量の低下 ・行動速度の低下 ・状況認識の低下 ・会話量の低下 ・会話速度の低下 ・無気力 ・覚醒の低下/引きこもり
混合型	24時間以内に，過活動型ならびに低活動型両方の症状が認められた場合

〔Meagher D, et al. A new data-based motor subtype schema for delirium. J Neuropsychiatry Clin Neurosci 2008; 20: 185-93 より引用改変〕

Ⅱ章

総論

表3　一般的なせん妄と認知症の鑑別

	せん妄	認知症
発症	急性の発症	ゆるやかな発症[*1]
病態	意識の障害	記憶の障害
経過	症状・重症度は変動性	ゆっくり進行性[*2]
可逆性	可逆性[*3]	不可逆性

［問題点］
*1：ゆるやかな発症
　プリオン病，脳血管性認知症，レビー小体型認知症では急性の発症あり
*2：ゆっくり進行性
　アルツハイマー型認知症にみられる日没症候群，レビー小体型認知症では症状の変動がみられる
*3：可逆性
　せん妄で，持続した認知機能障害はまれではない
　せん妄から認知症への移行はまれではない

〔八田耕太郎，岸泰宏 編．病棟・ICU で出会うせん妄の診かた．中外医学社，2012: p7 より転載・一部改変〕

る[11]が，低活動型せん妄は「不穏」が目立たないため見逃されやすく，また，うつ状態と誤診されることも多い。さらに，たとえせん妄と同定されても，危険行為などがみられないために何もせず経過観察とされていることもある。しかし，せん妄による患者ならびに家族の苦痛を調査した研究において，低活動型であっても過活動型と同等に患者・家族に苦痛をもたらすことが報告されている[12]。さらに，低活動型せん妄はせん妄の持続時間が長く，認知症患者に低活動型せん妄が合併した場合には死亡率が高くなることが指摘されている（非認知症患者では，せん妄のサブタイプよりも，せん妄重症度が死亡率と相関している[13]）。また治療においては，低活動型せん妄であっても，抗精神病薬に反応する可能性があることも指摘されている[14,15]。

3　鑑別診断

　せん妄診断の鑑別において最も臨床上問題となるのが認知症である。認知症はせん妄の準備因子の一つであり，実際に認知症とせん妄の合併は，22％から89％であって（入院患者では高率であり，50％以上）[16]，症状もオーバーラップしている。したがって，鑑別が非常に困難なのが現状である。**表3**に一般的なせん妄と認知症の鑑別点を示す[17]。しかし，プリオン病，脳血管性認知症，レビー小体型認知症は急性発症のこともあることから，認知症のタイプによっては鑑別はより困難となる。アルツハイマー型認知症にみられる日没症候群やレビー小体型認知症では症状の変動がみられ，せん妄との鑑別が難しい。

　現在までのところ，せん妄，せん妄と認知症の併存，認知症の3群の鑑別に関する研究はあまり行われていない。Meagher ら[18]は，Wechsler Memory Scale-Revised（WMS-R）における視覚性記憶範囲テストでの鑑別について報告している。より高度なタスクが要求される「逆唱」では，3群ともに低下していたが，「順唱」では認知症患者では比較的能力は保持されていた一方，せん妄患者では能力低下が著しくみられ

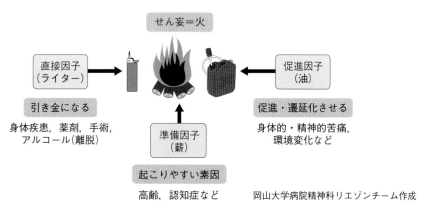

図1　たき火とせん妄の3因子
〔井上真一郎．せん妄診療実践マニュアル．羊土社，2019: p13 より引用〕

たことから，鑑別に有用であることが指摘されている。また，よく使用されている時計描画テスト（Clock Drawing Test）[*1]では，せん妄と認知症の鑑別は困難であることが報告されており[19]，せん妄と認知症の鑑別には視空間認知機能検査[*2]ではなく，視覚的注意機能検査[*3]が有用と考えられている。ただし，この分野での研究は少なく，今後の研究が期待される。

4　せん妄の原因

せん妄患者に遭遇あるいはせん妄を疑った場合には，図1に示すように[20]，直接因子，準備因子，促進因子を考えるのが臨床的に有用である。直接因子となるのは電解質異常，脱水，感染症などの身体的要因ならびに薬剤要因が挙げられる。せん妄が発症した場合には，これらの原因が必ず存在していると考えて，まず直接因子の検索を丁寧に行うことが必要である。準備因子としては，加齢や認知症を含む認知機能障害の存在などが挙げられ，せん妄を発症しやすい素因のことを意味する。促進因子とは，せん妄をより発症しやすい状況に近づけてしまう要因のことであり，代表的なものとして，集中治療室などの環境因子や身体拘束が挙げられる。最近は促進因子への働きかけを行うことで，せん妄が予防できるという比較的高いエビデンスが揃っていることから，促進因子の重要性が着目されている[21]。促進因子への働きかけにより，臨床

[*1]：時計描画テスト（Clock Drawing Test）
　丸い時計の絵および指定された時刻を描くことによって行う認知機能評価法。視空間認知機能などの評価を行うことができる。
[*2]：視空間認知機能検査
　視空間認知機能障害とは，視力が障害されていないにもかかわらず，顔や物の認識能力が低下することであり，重なった五角形の模写（ダブルペンタゴン）や立方体の模写（cube drawing），キツネやハトを手で作った際の模倣などが簡便な検査として行われる。
[*3]：視覚的注意機能検査
　視覚性注意障害（2つのものに同時に注意を向けられず，一方に気づかない状態であり同時失認として扱う文献も多い）を評価する検査。

現場によっては，約50％のせん妄発症を抑制する[21]ことが可能と報告されている。ただし，直接因子の寄与度が高いがんの終末期などではこの効果は減弱するとされている。

5 せん妄の評価方法

せん妄の適切な発見・診断には，評価尺度を用いる必要がある。しかし，せん妄診断の特異度の高い評価方法を用いた研究では，せん妄評価で陽性だった患者の27％しかせん妄と診断されていないことが示されており[22]，スクリーニングの観点からは感度の高い評価方法を用いることが重要である。

表4に，それぞれのスケールがせん妄に対するスクリーニング，診断，重症度評価のどの分野で適しているか，多忙な一般臨床での看護師によるルーチン使用・評価に適しているか，などについてまとめて示す。

なお，Mini-Mental State Examination（MMSE）や改訂長谷川式簡易知能評価スケールのような認知機能障害評価尺度は，認知機能の低下は評価できるがせん妄のスクリーニングとしては不適であると考えられている[23]。時計描画テストも，認知症（認知機能低下）のスクリーニングとして用いられているがせん妄のスクリーニングとしては不適であると考えられている[19,24]。

1) Confusion Assessment Method（CAM）

CAMは，①急性発症で変化する経過，②注意力散漫，③支離滅裂な思考，④意識レベルの変化，の4項目から構成されており，①②の症状を必須とし，かつ③または④を満たせばせん妄と診断する，という簡便な診断ツールである[25]。一般の医療者でも実施できること，所要時間が5分程度と簡便なことから，日常臨床で広く利用されている。また，感度・特異度ともに高いため，せん妄評価のシステマティックレビューにおいても，CAMの使用が推奨されている[23]。日本語版の信頼性の検討は大腿頸部骨折患者で行われ，感度83.3％，特異度97.6％，κ値0.83と報告されている[26]。ただし，がん患者における信頼性・妥当性の検証は行われていない。

CAMの問題点としては，評価者や評価者へのトレーニングの程度によって，そのスクリーニング能力，特に感度にばらつきがあることが指摘されている[27]。例えば，看護師に対してCAMの1時間のトレーニングを行い，その後にCAMを用いて高齢患者のせん妄診断を行ったところ，感度23.8％，特異度97.7％であったという報告もある[28]。そのため，臨床現場で使用する場合には，CAMに加えて何らかの認知機能検査（Mini-Cog[*4]，MMSEや改訂長谷川式簡易知能評価スケールなど）を併用して行うことが望ましい[25]。さらに，CAMでは，せん妄の中心症状である注意の障害，サーカディアン・リズム（睡眠覚醒リズム）障害，思考障害[1,2]を網羅していないこと，注意

＊4：Mini-Cog
2分程度で行える簡便な認知症のスクリーニング法であり，3語の即時再生/遅延再生と時計描画を組み合わせて行う。

表4　各種せん妄スケール

スケール名	スクリーニング	診断	重症度評価	看護師によるルーチン使用
CAM, 3D-CAM	○	△		○
MDAS			○	
NEECHAM	○			○
DST	○			○
DRS-R-98		○	○	
Nu-DESC	○			○
SQiD	○			○
DDT-Pro	○			○
4AT	○			○
BCS	○			○
DOS	○			○
CCS/ADS			○	○
CDT				○
MMSE/HDS-R				△

CAM：Confusion Assessment Method
3D-CAM：the 3-Minute Diagnostic Assessment for Delirium using the CAM algorithm
MDAS：Memorial Delirium Assessment Scale
NEECHAM：NEECHAM Confusion Scale
DST：Delirium Screening Tool
DRS-R-98：Delirium Rating Scale-Revised-98
Nu-DESC：Nursing Delirium Screening Scale
SQiD：Single Question in Delirium
DDT-Pro：Delirium Diagnostic Tool-Provisional
4AT：4 A's test
BCS：Bedside Confusion Scale
DOS：Delirium Observation Screening Scale
CCS：Communication Capacity Scale
ADS：Agitation Distress Scale
CDT：Clock Drawing Test
MMSE：Mini-Mental State Examination
HDS-R：改訂長谷川式簡易知能評価スケール

力の評価をどのようにするのかも曖昧であること，縦断的な意識レベルの変動が評価に含まれないこと，などの問題も指摘されている[25]。がん緩和領域での報告でも，通常の1時間のトレーニングでは，医師によるCAM評価で感度は50％であり非常に低い[29]。2時間のトレーニングならびにケースディスカッションなどの集中的なトレーニングを行うことで，感度は88％に上げることができるとされている。安易な導入では，見逃しが多いという点は留意する必要がある。

　上述のようにCAMを施行するにあたっては，その使用方法や認知機能評価に関するトレーニングを要するが，そのようなトレーニングは一般的には実施されていない。そこで3D-CAM（the 3-Minute Diagnostic Assessment for Delirium using the CAM algorithm）という，CAMアルゴリズムを短時間かつ構造化（具体的評価方法・観察方

法を提示）されたアセスメント方法が開発された[30]。海外における高齢患者での信頼性評価では，感度95％，特異度94％[30]，認知症患者においては感度96％，特異度86％とも報告されている[30]。評価時間の中央値は3分である[30]。3D-CAMに関しては日本語版の信頼性・妥当性検証は行われていない。

2) Memorial Delirium Assessment Scale（MDAS）

MDASは当初はオピオイド使用下のがん患者のせん妄の評価のために開発された[31]。意識混濁，認知機能障害，精神症状などを評価する10項目から構成されているが，症状が急性発症かどうか，症状に日内変動があるか，といった，せん妄の診断やスクリーニングのために重要な評価が含まれておらず，主に重症度評価に用いられる。

原版においては高い評価者間信頼性（r＝0.92）と内的整合性（Cronbach's α＝0.91）が示されている。日本語版も開発されており，非がん患者における信頼性・妥当性が示されている[32]が，がん患者での検証はなされていない。

3) NEECHAM Confusion Scale

NEECHAM Confusion Scaleは看護師によるせん妄評価のために開発された[33]。3つのサブスケール（認知情報処理，行動，生理学的コントロール）からなり，各項目の評価が，日常の看護ケアのなかで観察可能な事柄に基づいて評価できるように作成されている。しかし，サブスケールの生理学的コントロールはせん妄の重症度とも相関せず，意味がないとの意見もある[34]。また，NEECHAMで評価しているのは急性の錯乱であり，せん妄以外の病態も含有しているのではないかとの批判もある[35]。原版は急性期の医学的問題のために入院した高齢患者において信頼性・妥当性の検証が行われており，MMSEとの相関は高く（r＝0.87），DSM-Ⅲ-Rのせん妄診断基準との相関は中等度（r＝0.54〜0.7），内的整合性（Cronbach's α＝0.9）ならびに評価者間信頼性（r＝0.91）は高かったことが報告されている。日本語版も作成されているが[36]，十分な信頼性・妥当性の検討は行われていない。

4) Delirium Screening Tool（DST）

DSTは，DSM-Ⅳのせん妄診断基準に則ったチェックリストである[37]。「A：意識・覚醒・環境認識のレベル」7項目，「B：認知の変化」2項目，「C：症状の変動」2項目の11項目からなり，各領域の項目が1つでも該当する場合はその領域の問題ありと評価して次の領域の評価に進み，C領域で問題ありと評価した場合，「せん妄の可能性あり」の評価となる。評価時間は5分以内と簡便であり，感度98％，特異度76％と報告されている。感度は高いためスクリーニング目的には有用性が示唆されるが，特異度の低さならびに信頼性の検討が不足しており，利用には注意が必要である。

5) Delirium Rating Scale（DRS），Delirium Rating Scale-Revised-98（DRS-R-98）

DRSはDSM-Ⅲのせん妄診断後の重症度を評価するために開発されたスケールであ

る[38]。妥当性，評価者間信頼性，感度，特異度のいずれの点においても優れていることから，診断のためのスクリーニングツール，治療効果の評価のための重症度評価尺度として使用されてきた[39]。しかし，DRS は継続的なせん妄症状の変化を追跡していく時には不要な項目が含まれていること，また，注意，記憶，見当識などをまとめて1つの認知機能として扱っていることで，せん妄のもつ精神現象学的評価が軽視されていることなどが指摘されていた。これらを受けて，Delirium Rating Scale-Revised-98（DRS-R-98）[40]へと改訂された。

　DRS-R-98 では，診断に関する3項目と重症度に関する13項目を分けたことで，重症度項目だけ用いて反復評価に使用できるようになったこと，認知，行動，思考，言語の障害を独立した項目として評価できるようになったこと，活動性に関する項目も含まれるようになったことから，さまざまなせん妄研究に使用しやすいようになった。日本語版も開発されており（P176 参照）[41]，身体的な問題で入院し，精神科依頼となった患者を対象とした信頼性・妥当性の検討も行われており，総得点 14/15 のカットオフで感度 98％，特異度 94％であったことが報告されている[42]。日常使用するスケールとしては煩雑かもしれないが，せん妄評価において必要な項目が網羅されており，研修医や看護師のせん妄診断のトレーニングに有用である。

6）Nursing Delirium Screening Scale（Nu-DESC）

　Nu-DESC は，看護師が日常ケアで用いることを前提としたせん妄スクリーニングツールである。失見当識，不適切な行動，不適切な会話，錯覚/幻覚，精神運動抑制の5項目をそれぞれ 0～2 点で評価する[43]。腫瘍内科病棟に入院した患者を対象とした信頼性・妥当性検証の結果（CAM を指標），総得点 1/2 のカットオフにおいて，感度 85.7％，特異度 86.8％と報告されている[43]。評価時間は平均1分である。日本語版の開発はなされていない。

7）Single Question in Delirium（SQiD）

　"○○さんは，このところより混乱していると思いますか？　Do you think［name of patient］has been more confused lately?"という1つの質問を知人や家族に行うことで，せん妄をスクリーニングするものである[44]。19名の入院中のがん患者を対象とした開発研究において，感度 80％，特異度 71％と報告されている。がん患者を対象とした他の報告では（70％が stage 4），感度 44％，特異度 87％としている[45]。日本語での信頼性は検討されていない。

8）Communication Capacity Scale（CCS）/Agitation Distress Scale（ADS）

　Morita ら[46]により開発されたスケールである。それぞれ終末期がん患者のコミュニケーション能力の評価（低活動型せん妄の評価）ならびに不穏・興奮の評価（過活動型せん妄の評価）を目的としている。CCS は5項目（意識水準，開かれた質問，閉じられた質問，自発的コミュニケーション，自発的な運動）で構成され，面接中の状態から評価を行う（0～17 点）。ADS は6項目（運動不安の頻度，範囲，内容，精神不

安，幻覚・妄想，睡眠）で構成され，面接，付添人からの情報，看護記録をもとに評価する（0～18点）。本尺度は容易に評価可能であること，評価にあたって患者の協力が不要であること，反復評価が可能であること，過活動型せん妄の症状と低活動型せん妄の症状を独立して評価すること，などの特徴がある。せん妄を有する終末期がん患者を対象とした研究において，CCS スコアは MDAS 総スコアならびに MDAS＋DRS の認知スコアと有意に相関，ADS は DRS 総スコアならびに MDAS＋DRS の焦燥スコアと有意に相関，CCS と ADS を合算したスコアは，MDAS ならびに DRS の総スコアと有意に相関していたことが報告されている。

9) Delirium Diagnostic Tool-Provisional（DDT-Pro）

　理解，注意の維持，睡眠覚醒リズムの 3 項目からなる診断ツールである[47,48]。3 つのせん妄の中心症状を評価する[49,50]。挿管などにより言語的な応答が困難な場合でも評価可能となっている。0～6 点がせん妄，6～7 点が閾値下せん妄，8～9 点が非せん妄となる。一般内科病棟の調査では，感度は 88.0～100％，特異度は 67.4～86.7％と報告されている[48]。日本語版の信頼性・妥当性は報告されていないが，現在日本を含めた国際共同研究が進んでいる。

10) 4 A's test（4AT）

　短時間(2分以内)，特別なトレーニングもいらないスクリーニングツールである[51]。alertness（意識），Abbreviated Mental Test-4（年齢，誕生日，場所，現在の年），attention（月の逆唱：December から），acute change/fluctuation の 4 項目を評価する。12 点満点であるが，4 点以上がせん妄・認知機能障害と判断される。メタアナリシスによると，感度 81.5％，特異度 87.5％とされている[52]。日本語版はない。

11) Bedside Confusion Scale（BCS）

　これは，覚醒度（alertness）評価（過活動か低活動か），注意（月の逆唱：December から）の 2 項目評価であり，5 点満点で 2～5 点の場合にせん妄（confusion）と評価する[53]。緩和ケア病棟での研究であり，CAM を指標とした場合に感度 100％と報告されている。日本語版はない。

12) Delirium Observation Screening Scale（DOS）

　13 項目からなる，看護師の観察によるせん妄のスクリーニングツールである[54]。5 分以下での評価が可能と簡便である。0～13 点での評価であり，3 点以上がせん妄と診断され，感度 94％，特異度 78％とされている。がん領域では，緩和病棟での評価において（CAM を指標），感度 81.8％，特異度 96.1％と報告されている[55]。日本語版はない。

6 がん終末期せん妄の評価

　　終末期のせん妄評価においては，意識障害や言語化が困難な場合が多く，せん妄評価尺度の信頼性が劣るとの報告もみられている。家族による Nu-DESC は信頼性がないとの報告がある[56]。また，わが国からの報告でも終末期においてのせん妄診断・評価に関しては既存のスケール（DRS-R-98, Nu-DESC）での問題点も挙げられている[57]。がん終末期の評価尺度においては，今後の研究が特に必要な分野である。

（岸　泰宏）

■文　献

1）Franco JG, Trzepacz PT, Mejia MA, et al. Factor analysis of the Colombian translation of the Delirium Rating Scale（DRS), Revised-98. Psychosomatics 2009; 50: 255-62

2）Meagher DJ, Moran M, Raju B, et al. Phenomenology of delirium. Assessment of 100 adult cases using standardised measures. Br J Psychiatry 2007; 190: 135-41

3）Thurber S, Kishi Y, Trzepacz PT, et al. Confirmatory factor analysis of the Delirium Rating Scale Revised-98（DRS-R98). J Neuropsychiatry Clin Neurosci 2015; 27: e122-7

4）Marcantonio ER. Postoperative delirium: a 76-year-old woman with delirium following surgery. JAMA 2012; 308: 73-81

5）Inouye SK, Foreman MD, Mion LC, et al. Nurses'recognition of delirium and its symptoms: comparison of nurse and researcher ratings. Arch Intern Med 2001; 161: 2467-73

6）Armstrong SC, Cozza KL, Watanabe KS. The misdiagnosis of delirium. Psychosomatics 1997; 38: 433-9

7）Kishi Y, Kato M, Okuyama T, et al. Delirium: patient characteristics that predict a missed diagnosis at psychiatric consultation. Gen Hosp Psychiatry 2007; 29: 442-5

8）Heymann A, Radtke F, Schiemann A, et al. Delayed treatment of delirium increases mortality rate in intensive care unit patients. J Int Med Res 2010; 38: 1584-95

9）日本精神神経学会 日本語版用語 監修，髙橋三郎，大野裕 監訳．DSM-5 精神疾患の診断・統計マニュアル．pp588-9，東京，医学書院，2014

10）Meagher D, Moran M, Raju B, et al. A new data-based motor subtype schema for delirium. J Neuropsychiatry Clin Neurosci 2008; 20: 185-93

11）Han JH, Zimmerman EE, Cutler N, et al. Delirium in older emergency department patients: recognition, risk factors, and psychomotor subtypes. Acad Emerg Med 2009; 16: 193-200

12）Bruera E, Bush SH, Willey J, et al. Impact of delirium and recall on the level of distress in patients with advanced cancer and their family caregivers. Cancer 2009; 115: 2004-12

13）McCusker J, Cole M, Abrahamowicz M, et al. Delirium predicts 12-month mortality. Arch Intern Med 2002; 162: 457-63

14）Platt MM, Breitbart W, Smith M, et al. Efficacy of neuroleptics for hypoactive delirium. J Neuropsychiatry Clin Neurosci 1994; 6. 66-7

15）Boettger S, Friedlander M, Breitbart W, et al. Aripiprazole and haloperidol in the treatment of delirium. Aust N Z J Psychiatry 2011; 45: 477-82

16）Fick DM, Agostini JV, Inouye SK. Delirium superimposed on dementia: a systematic review. J Am Geriatr Soc 2002; 50: 1723-32

17）八田耕太郎，岸泰宏　編．病棟・ICU で出会うせん妄の診かた．p7，東京，中外医学社，2012

18）Meagher DJ, Leonard M, Donnelly S, et al. A comparison of neuropsychiatric and cognitive profiles in delirium, dementia, comorbid delirium-dementia and cognitively intact controls. J Neurol Neurosurg Psychiatry 2010; 81: 876-81

19）Adamis D, Morrison C, Treloar A, et al. The performance of the Clock Drawing Test in elderly medical inpatients: does it have utility in the identification of delirium? J Geriatr Psychiatry Neurol 2005; 18: 129-33

20）井上真一郎．せん妄診療実践マニュアル．p13，東京，羊土社，2019

21) Hshieh TT, Yue J, Oh E, et al. Effectiveness of multicomponent nonpharmacological delirium interventions: a meta-analysis. JAMA Intern Med 2015; 175: 512-20

22) Mistarz R, Eliott S, Whitfield A, et al. Bedside nurse-patient interactions do not reliably detect delirium: an observational study. Aust Crit Care 2011; 24: 126-32

23) Wong CL, Holroyd-Leduc J, Simel DL, et al. Does this patient have delirium? Value of bedside instruments. JAMA 2010; 304: 779-86

24) Bryson GL, Wyand A, Wozny D, et al. The clock drawing test is a poor screening tool for post-operative delirium and cognitive dysfunction after aortic repair. Can J Anaesth 2011; 58: 267-74

25) Inouye SK, van Dyck CH, Alessi CA, et al. Clarifying confusion: the confusion assessment method. A new method for detection of delirium. Ann Intern Med 1990; 113: 941-8

26) 渡邉明．The Confusion Assessment Method（CAM）日本語版の妥当性．総病精医 2013; 25: 165-70

27) Rolfson DB, McElhaney JE, Jhangri GS, et al. Validity of the confusion assessment method in detecting postoperative delirium in the elderly. Int Psychogeriatr 1999; 11: 431-8

28) Lemiengre J, Nelis T, Joosten E, et al. Detection of delirium by bedside nurses using the confusion assessment method. J Am Geriatr Soc 2006; 54: 685-9

29) Ryan K, Leonard M, Guerin S, et al. Validation of the confusion assessment method in the palliative care setting. Palliat Med 2009; 23: 40-5

30) Marcantonio ER, Ngo LH, O'Connor M, et al. 3D-CAM: derivation and validation of a 3-minute diagnostic interview for CAM-defined delirium: a cross-sectional diagnostic test study. Ann Intern Med 2014; 161: 554-61

31) Breitbart W, Rosenfeld B, Roth A, et al. The Memorial Delirium Assessment Scale. J Pain Symptom Manage 1997; 13: 128-37

32) Matsuoka Y, Miyake Y, Arakaki H, et al. Clinical utility and validation of the Japanese version of Memorial Delirium Assessment Scale in a psychogeriatric inpatient setting. Gen Hosp Psychiatry 2001; 23: 36-40

33) Neelon VJ, Champagne MT, Carlson JR, et al. The NEECHAM Confusion Scale: construction, validation, and clinical testing. Nurs Res 1996; 45: 324-30

34) Smith MJ, Breitbart WS, Platt MM. A critique of instruments and methods to detect, diagnose, and rate delirium. J Pain Symptom Manage 1995; 10: 35-77

35) Rapp CG, Wakefield B, Kundrat M, et al. Acute confusion assessment instruments: clinical versus research usability. Appl Nurs Res 2000; 13: 37-45

36) 綿貫成明，酒井郁子，竹内登美子，他．日本語版 NEECHAM 混乱・錯乱状態スケールの開発及びせん妄のアセスメント．臨床看護研究の進歩 2001; 12: 46-63

37) 町田いづみ，青木孝之，上月清司，他．せん妄スクリーニング・ツール（DST）の作成．総病精医 2003; 15: 150-5

38) Trzepacz PT, Baker RW, Greenhouse J. A symptom rating scale for delirium. Psychiatry Res 1988; 23: 89-97

39) Trzepacz PT. The Delirium Rating Scale. Its use in consultation-liaison research. Psychosomatics 1999; 40: 193-204

40) Trzepacz PT, Mittal D, Torres R, et al. Validation of the Delirium Rating Scale-revised-98: comparison with the delirium rating scale and the cognitive test for delirium. J Neuropsychiatry Clin Neurosci 2001; 13: 229-42

41) Trzepacz PT, 岸泰宏，保坂隆，他．日本語版せん妄評価尺度 98 年改訂版．精神医 2001; 43: 1365-71

42) Kato M, Kishi Y, Okuyama T, et al. Japanese version of the Delirium Rating Scale, Revised-98 （DRS-R98-J）: reliability and validity. Psychosomatics 2010; 51: 425-31

43) Gaudreau JD, Gagnon P, Harel F, et al. Fast, systematic, and continuous delirium assessment in hospitalized patients: the nursing delirium screening scale. J Pain Symptom Manage 2005; 29: 368-75

44) Sands MB, Dantoc BP, Hartshorn A, et al. Single Question in Delirium（SQiD）: testing its efficacy against psychiatrist interview, the Confusion Assessment Method and the Memorial Delirium Assessment Scale. Palliat Med 2010; 24: 561-5

45) Sands MB, Sharma S, Carpenter L, et al. "SQiD, the Single Question in Delirium; can a single question help clinicians to detect delirium in hospitalised cancer patients?" running heading

Single Question in Delirium"(Bcan-D-20-01665). BMC Cancer 2021; 21: 75

46) Morita T, Tsunoda J, Inoue S, et al. Communication Capacity Scale and Agitation Distress Scale to measure the severity of delirium in terminally ill cancer patients: a validation study. Palliat Med 2001; 15: 197-206

47) Franco JG, Trzepacz PT, Sepúlveda E, et al. Delirium diagnostic tool-provisional(DDT-Pro)scores in delirium, subsyndromal delirium and no delirium. Gen Hosp Psychiatry 2020; 67: 107-14

48) Franco JG, Ocampo MV, Velásquez-Tirado JD, et al. Validation of the Delirium Diagnostic Tool-Provisional(DDT-Pro)with medical inpatients and comparison with the confusion assessment method algorithm. J Neuropsychiatry Clin Neurosci 2020; 32: 213-26

49) Franco JG, Trzepacz PT, Meagher DJ, et al. Three core domains of delirium validated using exploratory and confirmatory factor analyses. Psychosomatics 2013; 54: 227-38

50) Trzepacz PT, Meagher DJ, Franco JG. Comparison of diagnostic classification systems for delirium with new research criteria that incorporate the three core domains. J Psychosom Res 2016; 84: 60-8

51) Bellelli G, Morandi A, Davis DH, et al. Validation of the 4AT, a new instrument for rapid delirium screening: a study in 234 hospitalised older people. Age Ageing 2014; 43: 496-502

52) Jeong E, Park J, Lee J. Diagnostic test accuracy of the 4AT for delirium detection: a systematic review and meta-analysis. Int J Environ Res Public Health 2020; 17: 7515

53) Stillman MJ, Rybicki LA. The bedside confusion scale: development of a portable bedside test for confusion and its application to the palliative medicine population. J Palliat Med 2000; 3: 449-56

54) MJ, Deschamps PI, Markham SW, et al. The measurement of delirium: review of scales. Res Theory Nurs Pract 2003; 17: 207-24

55) Detroyer E, Clement PM, Baeten N, et al. Detection of delirium in palliative care unit patients: a prospective descriptive study of the Delirium Observation Screening Scale administered by bedside nurses. Palliat Med 2014; 28: 79-86

56) de la Cruz M, Noguera A, San Miguel-Arregui MT, et al. Delirium, agitation, and symptom distress within the final seven days of life among cancer patients receiving hospice care. Palliat Support Care 2015; 13: 211-6

57) Uchida M, Morita T, Akechi T, et al.; Phase-R Delirium Study Group. Are common delirium assessment tools appropriate for evaluating delirium at the end of life in cancer patients? Psychooncology 2020; 29: 1842-49

Ⅱ章

総論

3 せん妄の病態生理

1 はじめに

　　せん妄の病態生理はいまだ不明ではあるが，そのメカニズムや病因としてさまざまな仮説が挙げられている。それぞれ単一の仮説ではせん妄の病因を説明することはできず，それらが相互に絡み合っているものと考えられている。例えば，低酸素・代謝異常，薬剤による影響，炎症反応などにより，最終的には神経伝達物質の合成，機能，利用能などの変化が生じ，行動・認知機能障害が生じることが報告されている[1]が，1つのカスケードや1つの神経伝達物質でせん妄の病因・発症は説明できない。このような病態生理が未解明であることが，せん妄の予防や治療を困難にしている。本稿では現時点における知見について概説する。

2 神経伝達物質の変化

　　低酸素や代謝異常，神経炎症，薬剤による影響などさまざまな誘因により，最終的には脳内神経伝達物質のアンバランスが生じ，せん妄が発症すると考えられている。特にアセチルコリンの欠乏，ドパミン・グルタミン酸・ノルアドレナリンの過剰がせん妄の際には存在しているといったコンセンサスがある[2]。γ-アミノ酪酸（GABA）やセロトニンなどは病態により過剰か欠乏か異なるとされている[2]。せん妄の原因薬物の一つとしてオピオイドがあるが，オピオイドはドパミンならびにグルタミン酸を増加させ，アセチルコリンを低下させる働きがあり，それら神経伝達物質への作用によりせん妄を惹起させると考えられている[3]。

3 アセチルコリン

　　せん妄では意識障害を認めるため，アセチルコリン活性の欠乏が重要視されている。覚醒メカニズムの変化には，脳幹網様体から視床を介して大脳皮質に投射される背側経路（アセチルコリン作動性ニューロン）が関与している。また，マイネルト基底核は意識・注意に関与しているが，これもアセチルコリン作動性ニューロンによるものであり，アセチルコリン活性の低下とせん妄の関与が考えられている。多くの研究で，血清ならびに髄液内アセチルコリン値の低下とせん妄の関連性が指摘されている[4-6]。しかしながら，せん妄に対するコリンエステラーゼ阻害薬の効果については否定的な報告もあり[7]，いまだ不明な点が多い。抗コリン薬を使用していない患者でも，血清内の抗コリン活性が認められるとの報告もあり[8,9]，身体疾患により内因性の抗コ

リン物質が産生され, せん妄の病因になっている可能性がある。低酸素, 肝不全, 低血糖など臨床的にせん妄の直接因子となりうる状況で, アセチルコリン伝達の障害が認められることも報告されている[10-12]。身体拘束はせん妄の促進因子とされているが (相対リスク 3.2〜4.4)[13], 動物実験では不動化によりアセチルコリンの低下をきたすことが示されている[11,12]。背景因子としての加齢もアセチルコリン産生能を低下させることや, せん妄を合併しやすいアルツハイマー型認知症においてアセチルコリン活性が低いことはよく知られている。また, 神経炎症においてもアセチルコリンが重要な役割を果たしている (後述)。

4 ドパミン

過剰なドパミンも, せん妄発症と関連している。臨床上, ドパミン受容体遮断作用のある抗精神病薬がせん妄治療に有効な点や, ドパミンの作用を増強する抗パーキンソン薬によりせん妄が誘発されることなどからも推測される。さらには, 低活動型せん妄においても抗精神病薬の有効性が示唆されており[14], せん妄の表現型にかかわらず, 過剰なドパミンが病態として想定されている。

低酸素はせん妄の直接因子の一つだが, これもドパミン代謝と関連している。ドパミンからノルアドレナリンへの変換は酸素に依存しており, 低酸素はドパミンの蓄積をもたらす。また, ドパミンの分解に必要な catechol-O-methyltransferase も低酸素状態では抑制されるため, ドパミンのさらなる蓄積をきたす[15]。過剰なドパミンによる直接的な興奮作用ならびに過剰ドパミンより惹起されるグルタミン酸を介した神経傷害[15], アポトーシスの誘導[16]などが精神・行動の障害と関連するとされている。

5 グルタミン酸

グルタミン酸は興奮性神経伝達物質として知られているが, NMDA 受容体の過剰興奮により, 神経細胞の障害や細胞死をきたす。グルタミン酸もまた, 低酸素状態や肝不全の状態でカルシウムイオン流入を通して過剰な状態となることが知られている[17,18]。グルタミン酸の神経毒性の発現にはドパミンの関与が必要であり, 過剰なドパミンそのものの作用に加えてグルタミン酸を介した神経毒性が病因の一つとなっている可能性がある[19]。グルタミン酸は GABA へと代謝されるが, GABA は代表的なせん妄誘発物質でありせん妄の原因となる[20]。

6 ノルアドレナリン

低酸素や虚血などによる急激なノルアドレナリンの放出によりせん妄が発症したり悪化したりする。代表的なものとして, アルコール離脱せん妄の症状はノルアドレナリンの過剰により引き起こされていると考えられている。ノルアドレナリンのプレシナプスでの放出抑制には, α_2 受容体が関与している。また, アルコール離脱症状の際

には，a_2受容体の感度が低下している[21]）。

　さらには，a_2作動薬であるデクスメデトミジンは，ベンゾジアゼピン系薬と比較してせん妄の発症率が低下することが報告され[22-25]），また，プラセボと比較してもせん妄発症を低下させるとの報告もある[26]）。このことからも，過剰なノルアドレナリンがせん妄と関連している可能性が示唆される。デクスメデトミジンには脳虚血時に神経保護作用があることも報告されており，せん妄予防の点からも注目される[27]）。

7　γ-アミノ酪酸（gamma-aminobutyric acid：GABA）

　せん妄における GABA は，過剰であったり低下したりと，基礎にある病態により異なる。GABA 系物質の過剰が病因として挙げられるものの代表に，肝性脳症がある。ベンゾジアゼピン（GABA 系薬剤の代表薬剤）拮抗薬であるフルマゼニルを肝性脳症患者に投与することで，臨床症状が改善することや[28]），三相波が改善すること[29]）などから，GABA 系物質の過剰（代謝障害）が肝性脳症の大きな原因の一つとされている。また，ベンゾジアゼピン系薬がせん妄を誘発することは臨床現場でもよく知られている。一方で，アルコール離脱せん妄，ベンゾジアゼピン離脱せん妄，抗生物質によるせん妄は GABA の欠乏が認められる[30,31]）。

　GABA の代表的作動薬であるベンゾジアゼピン系薬は，せん妄の代表的惹起物質であり，さまざまな機序が提唱されている。ベンゾジアゼピン系薬は生理的な睡眠パターンを障害する[32]）。また，メラトニン分泌を抑制しサーカディアン・リズムも阻害する[33]）。したがって，せん妄の中心症状である睡眠覚醒リズムに悪影響を与える。さらには他の神経伝達物質に対しての影響もある。特に，せん妄発症と関連の深いアセチルコリン系にも影響を与える。ベンゾジアゼピン系薬により，基底前脳ならびに海馬での中枢性コリン伝達が阻害されることがわかっている[34,35]）。また，グルタミン酸系にも影響を与え，NMDA 受容体，カイニン酸受容体，カルシウムチャネルの関与を示唆する研究報告もある[36]）。視床における感覚入力と注意機構統合のゲート機能の阻害も認められる[37]）。さらには中止することにより，離脱症状が出現し，せん妄に至ることも多い。

8　セロトニン

　セロトニンレベルも病態により異なるとされている。脳内セロトニンは脳内の前駆物質であるトリプトファンより合成される。したがって，トリプトファンが減少すると脳内セロトニンも減少する。トリプトファンの欠乏がせん妄と関連しているとの報告もある[38,39]）。トリプトファン，フェニルアラニンなどの大型中性アミノ酸（large neutral amino acid：LNAA）（他にロイシン，イソロイシン，メチオニン，チロシン，バリン）は脳内に競合して取り込まれる。したがって，ある LNAA が過剰に脳内に取り込まれると，その他の脳内 LNAA は欠乏する。なかでも，フェニルアラニンは神経毒性物質の産生ならびにトリプトファンの欠乏と関連することで注目されている。せ

ん妄患者ではフェニルアラニン/LNAA 比が高いことも報告されている[40]。トリプトファンを補充することでの予防研究もあるが，残念ながら予防効果は認められていない[41]（後述する炎症下でのトリプトファン代謝との関係があるからかもしれない）。

　脳内セロトニンレベルの減少は低酸素，感染，敗血症，アルコール離脱せん妄，不動化，異化状態，術後せん妄などの状態で認められる[38,42]。脳内セロトニンの低下は低活動型せん妄でみられるとの指摘もある[43,44]。一方で，肝性脳症，セロトニン症候群などによるせん妄ではセロトニンの上昇が認められる[45]。

9 メラトニン

　加齢をはじめ，低酸素，肝性脳症，アルコール離脱，感染症など多くの病態においてメラトニンの低下が認められる[2]。メラトニンの欠乏により，睡眠障害が生じることはよく知られている。メラトニンの低下がせん妄の原因の一つではないかとも指摘されている[43,44]。

　トリプトファンの代謝にはセロトニン経路とキヌレニン経路があり，5%がセロトニン経路で，95%がキヌレニン経路で代謝される[46]。メラトニンはセロトニン経路を通して，トリプトファン→セロトニン→メラトニンのように合成される。キヌレニン経路では，キヌレニンから神経保護作用のあるキヌレン酸やピコリン酸の他に，神経毒性のある 3-ヒドロキシキヌレニン，3-ヒドロキシアントラニル酸，キノリン酸などが産生される[46]。敗血症や術後の炎症などの刺激が生じると，酵素活性によりトリプトファンの代謝はキヌレニン経路に偏重する[46]。したがって，セロトニン，メラトニンの欠乏が生じる。さらには，キヌレニン経路内でも酵素活性により，神経保護作用のあるキヌレン酸産生が減り，神経毒性のある物質産生が増加する[46]。臨床研究においても，集中治療室でキヌレニン/トリプトファン比が高い患者は，せん妄あるいは昏睡の日数が多いことが指摘されている[47]。

　メラトニン欠乏がせん妄の原因ではないかとの仮説から，メラトニン補充によるせん妄予防研究が報告されている（一つは有効[48]，一つは無効[49]）。有効な報告では，睡眠覚醒リズムにメラトニン群とプラセボ群で差がないとの結果であり[48]，メラトニンの睡眠覚醒リズムを超えた役割（トリプトファン代謝への影響など）が示唆される。例として，メラトニンの神経保護作用が注目されている。mTOR（mammalian target of rapamycin）[*5]経路を抑制することで，ミクログリアならびに炎症促進性サイトカインを抑制し，せん妄の発症予防に寄与している可能性がある[50]。メラトニン受容体MT_1/MT_2作動薬であるラメルテオンのせん妄予防効果も報告されている[51]。この試験でも睡眠覚醒リズムに与える影響はプラセボと差はなく，睡眠覚醒リズム以外の効果が考えられる。MT_1/MT_2刺激による抗酸化作用や抗炎症作用はないとされてきたが，最近の研究では，免疫系に与える影響や抗酸化作用，抗炎症作用の存在もわかってきてい

[*5]：mTOR（mammalian target of rapamycin）
　マクロライド化合物であるラパマイシン（Rapamycin）の標的分子として同定されたセリン・スレオニンキナーゼ。細胞の分裂や生存などの調節に中心的な役割を果たす。

る[52]。

10 神経炎症

神経伝達物質仮説以外に最近注目されているものに，神経炎症によるせん妄発症の仮説がある[53-55]。当然，神経炎症と神経伝達物質は密接に関連している。感染や術後などにより免疫が賦活され，末梢においてマクロファージにより TNF-α，IL-6，IL-1などの末梢サイトカインが産生される。そして，これらサイトカイン・シグナルが脳内に伝達される。これらの伝達の方法としては，求心性神経線維による直接的なものや，血液脳関門[*6]を介したもの，血液脳関門が存在しない脳室周囲器官を経るものなどが挙げられている。血液脳関門を経る経路では，血液脳関門の脆弱性が関与している。脆弱因子としては，加齢，炎症，薬剤（抗コリン薬）などが挙げられる[55]。サイトカイン・シグナルが伝達された脳内では，ミクログリアが活性化され，脳内の炎症性サイトカインが上昇し神経炎症を経て神経系の機能不全や神経変性が生じ行動障害（せん妄）が生じる[53-55]。ミクログリアの反応は，アセチルコリンにより制御されている。炎症性サイトカインによる神経炎症により，コリン作動性ニューロンの神経変性が生じることも指摘されており，さらなる悪循環につながる[53-55]。この仮説においても，抗コリン薬でせん妄が誘発される臨床経験と一致する[4-6]。

中枢神経システムの傷害を表す末梢での指標として，S-100β が知られている。これは，主にアストロサイトにより発現されるカルシウム結合タンパク質の一つである。血液脳関門の閉鎖機能維持にアストロサイトが関与しているが，その傷害を示す指標の一つとしても注目されている。S-100β とせん妄の関係についての報告も散見され[56-59]，今後の研究が期待されている。神経炎症関連で，さまざまなせん妄のバイオマーカー研究が行われているが，S-100β を含めて評価は分かれており，せん妄の病態生理の複雑さが示されている[60]。

11 グルココルチコイド

上記の神経炎症を踏まえると，グルココルチコイド（ステロイド）がせん妄予防に効果があるのではないかと考えたくなる。しかし，ステロイドはせん妄の直接因子である[61]。実際は，グルココルチコイドは脳内では炎症を促進する[62]。さらに，グルココルチコイドは脳虚血やけいれんによる神経損傷を促進する[63]。また，神経炎症作用以外の機序でも神経損傷を促進する[2,64]。術後せん妄の患者は，周術期のコルチゾール値が高いとの報告もある[65]。

海馬は記憶に関して大きな役割を果たしているが，グルココルチコイド受容体が最も多く存在する部位でもある。さまざまな内的・外的なストレスによる高グルココル

---

*6：血液脳関門
血液構成成分や投与薬物の非特異的な中枢神経への侵入や脳内産生物質の流出を阻止する機能をもつ。

チコイドの持続，あるいは外部よりのグルココルチコイドの曝露により，海馬神経細胞の萎縮や脱落が起きる[66]。この海馬の傷害（障害）はせん妄でみられる注意や記憶の障害と関連している可能性がある。さらに，グルココルチコイド分泌の制御にはhypothalamic-pituitary-adrenal（HPA）axis が関与しているが，海馬がフィードバック制御において重要な役割を果たす[67]。通常海馬はネガティブなフィードバックに寄与しているが，種々のストレスによる傷害により，コルチゾールの分泌が上昇するといった悪循環が生じる。認知症患者において，せん妄発症とデキサメタゾン抑制試験でのコルチゾール非抑制に相関があることが示されている[68]。高齢せん妄患者ではデキサメタゾン抑制試験で非抑制率は78％と，非せん妄患者の14％と比較して有意に非抑制率が高いことも報告されている[69]。脳梗塞後のせん妄においても，HPA axis の過活動がせん妄と強く関連していることが示されている[70,71]。

（岸　泰宏）

Ⅱ章
総論

■文　献

1) Fong TG, Tulebaev SR, Inouye SK. Delirium in elderly adults: diagnosis, prevention and treatment. Nat Rev Neurol 2009; 5: 210-20

2) Maldonado JR. Neuropathogenesis of delirium: review of current etiologic theories and common pathways. Am J Geriatr Psychiatry 2013; 21: 1190-222

3) Trzepacz PT. The neuropathogenesis of delirium. A need to focus our research. Psychosomatics 1994; 35: 374-91

4) Flacker JM, Cummings V, Mach JR Jr, et al. The association of serum anticholinergic activity with delirium in elderly medical patients. Am J Geriatr Psychiatry 1998; 6: 31-41

5) Golinger RC, Peet T, Tune LE. Association of elevated plasma anticholinergic activity with delirium in surgical patients. Am J Psychiatry 1987; 144: 1218-20

6) Trzepacz PT. Is there a final common neural pathway in delirium? Focus on acetylcholine and dopamine. Semin Clin Neuropsychiatry 2000; 5: 132-48

7) van Eijk MM, Roes KC, Honing ML, et al. Effect of rivastigmine as an adjunct to usual care with haloperidol on duration of delirium and mortality in critically ill patients: a multicentre, double-blind, placebo-controlled randomised trial. Lancet 2010; 376: 1829-37

8) Flacker JM, Wei JY. Endogenous anticholinergic substances may exist during acute illness in elderly medical patients. J Gerontol A Biol Sci Med Sci 2001; 56: M353-5

9) Mulsant BH, Pollock BG, Kirshner M, et al. Serum anticholinergic activity in a community-based sample of older adults: relationship with cognitive performance. Arch Gen Psychiatry 2003; 60: 198-203

10) Trzepacz PT, Leavitt M, Ciongoli K. An animal model for delirium. Psychosomatics 1992; 33: 404-15

11) Fatranská M, Budai D, Oprsalová Z, et al. Acetylcholine and its enzymes in some brain areas of the rat under stress. Brain Res 1987; 424: 109-14

12) Takayama H, Mizukawa K, Ota Z, et al. Regional responses of rat brain muscarinic cholinergic receptors to immobilization stress. Brain Res 1987; 436: 291-5

13) Inouye SK, Westendorp RG, Saczynski JS. Delirium in elderly people. Lancet 2014; 383: 911-22

14) Boettger S, Friedlander M, Breitbart W, et al. Aripiprazole and haloperidol in the treatment of delirium. Aust N Z J Psychiatry 2011; 45: 477-82

15) Graham DG. Catecholamine toxicity: a proposal for the molecular pathogenesis of manganese neurotoxicity and Parkinson's disease. Neurotoxicology 1984; 5: 83-95

16) Pedrosa R, Soares-da-Silva P. Oxidative and non-oxidative mechanisms of neuronal cell death and apoptosis by L-3,4-dihydroxyphenylalanine(L-DOPA) and dopamine. Br J Pharmacol 2002; 137: 1305-13

17) Choi DW. Calcium-mediated neurotoxicity: relationship to specific channel types and role in

ischemic damage. Trends Neurosci 1988; 11: 465-9

18) Choi DW, Weiss JH, Koh JY, et al. Glutamate neurotoxicity, calcium, and zinc. Ann N Y Acad Sci 1989; 568: 219-24

19) Globus MY, Alonso O, Dietrich WD, et al. Glutamate release and free radical production following brain injury: effects of posttraumatic hypothermia. J Neurochem 1995; 65: 1704-11

20) Huda A, Guze BH, Thomas A, et al. Clinical correlation of neuropsychological tests with 1H magnetic resonance spectroscopy in hepatic encephalopathy. Psychosom Med 1998; 60: 550-6

21) Linnoila M, Mefford I, Nutt D, et al. NIH conference. Alcohol withdrawal and noradrenergic function. Ann Intern Med 1987; 107: 875-89

22) Maldonado JR, Wysong A, van der Starre PJ, et al. Dexmedetomidine and the reduction of post-operative delirium after cardiac surgery. Psychosomatics 2009; 50: 206-17

23) Shehabi Y, Grant P, Wolfenden H, et al. Prevalence of delirium with dexmedetomidine compared with morphine based therapy after cardiac surgery: a randomized controlled trial (DEXmedeto-midine COmpared to Morphine-DEXCOM Study). Anesthesiology 2009; 111: 1075-84

24) Pandharipande PP, Pun BT, Herr DL, et al. Effect of sedation with dexmedetomidine vs loraze-pam on acute brain dysfunction in mechanically ventilated patients: the MENDS randomized controlled trial. JAMA 2007; 298: 2644-53

25) Riker RR, Shehabi Y, Bokesch PM, et al. Dexmedetomidine vs midazolam for sedation of criti-cally ill patients: a randomized trial. JAMA 2009; 301: 489-99

26) Su X, Meng ZT, Wu XH, et al. Dexmedetomidine for prevention of delirium in elderly patients after non-cardiac surgery: a randomised, double-blind, placebo-controlled trial. Lancet 2016; 388: 1893-902

27) Engelhard K, Werner C, Eberspächer E, et al. The effect of the alpha 2-agonist dexmedetomi-dine and the N-methyl-D-aspartate antagonist S(+)-ketamine on the expression of apoptosis-regulating proteins after incomplete cerebral ischemia and reperfusion in rats. Anesth Analg 2003; 96: 524-31

28) Als-Nielsen B, Kjaergard LL, Gluud C. Benzodiazepine receptor antagonists for acute and chronic hepatic encephalopathy. Cochrane Database Syst Rev 2001; (4): CD002798

29) 坂井慈実, 池尻直幹, 古賀郁利子, 他. アルコール性肝硬変に伴う肝性脳症に対するベンゾジア ゼピン拮抗薬の持続投与の効果. 肝臓 2003; 44: 283-9

30) Akaike N, Shirasaki T, Yakushiji T. Quinolones and fenbufen interact with GABAA receptor in dissociated hippocampal cells of rat. J Neurophysiol 1991; 66: 497-504

31) Maldonado JR. An approach to the patient with substance use and abuse. Med Clin North Am 2010; 94: 1169-205

32) Sanders RD, Maze M. Contribution of sedative-hypnotic agents to delirium via modulation of the sleep pathway. Can J Anaesth 2011; 58: 149-56

33) Olofsson K, Alling C, Lundberg D, et al. Abolished circadian rhythm of melatonin secretion in sedated and artificially ventilated intensive care patients. Acta Anaesthesiol Scand 2004; 48: 679-84

34) Moor E, DeBoer P, Westerink BH. GABA receptors and benzodiazepine binding sites modulate hippocampal acetylcholine release in vivo. Eur J Pharmacol 1998; 359: 119-26

35) Pain L, Jeltsch H, Lehmann O, et al. Central cholinergic depletion induced by 192 IgG-saporin alleviates the sedative effects of propofol in rats. Br J Anaesth 2000; 85: 869-73

36) Whittington MA, Lambert JD, Little HJ. Increased NMDA receptor and calcium channel activity underlying ethanol withdrawal hyperexcitability. Alcohol Alcohol 1995; 30: 105-14

37) Gaudreau JD, Gagnon P. Psychotogenic drugs and delirium pathogenesis: the central role of the thalamus. Med Hypotheses 2005; 64: 471-5

38) van der Mast RC, Fekkes D, Moleman P, et al. Is postoperative delirium related to reduced plasma tryptophan? Lancet 1991; 338: 851-2

39) Robinson TN, Raeburn CD, Angles EM, et al. Low tryptophan levels are associated with postop-erative delirium in the elderly. Am J Surg 2008; 196: 670-4

40) Flacker JM, Lipsitz LA. Large neutral amino acid changes and delirium in febrile elderly medical patients. J Gerontol A Biol Sci Med Sci 2000; 55: B249-52; discussion B253-4

41) Robinson TN, Dunn CL, Adams JC, et al. Tryptophan supplementation and postoperative delir-ium—a randomized controlled trial. J Am Geriatr Soc 2014; 62: 1764-71

42） Flacker JM, Lipsitz LA. Neural mechanisms of delirium: current hypotheses and evolving concepts. J Gerontol A Biol Sci Med Sci 1999; 54: B239-46

43） Uchida K, Aoki T, Ishizuka B. Postoperative delirium and plasma melatonin. Med Hypotheses 1999; 53: 103-6

44） Lewis MC, Barnett SR. Postoperative delirium: the tryptophan dyregulation model. Med Hypotheses 2004; 63: 402-6

45） Saleem DM, Haider S, Khan MM, et al. Role of tryptophan in the pathogenesis of hepatic encephalopathy. J Pak Med Assoc 2008; 58: 68-70

46） Lovelace MD, Varney B, Sundaram G, et al. Recent evidence for an expanded role of the kynurenine pathway of tryptophan metabolism in neurological diseases. Neuropharmacology 2017; 112: 373-88

47） Adams Wilson JR, Morandi A, Girard TD, et al. The association of the kynurenine pathway of tryptophan metabolism with acute brain dysfunction during critical illness*. Crit Care Med 2012; 40: 835-41

48） Al-Aama T, Brymer C, Gutmanis I, et al. Melatonin decreases delirium in elderly patients: a randomized, placebo-controlled trial. Int J Geriatr Psychiatry 2011; 26: 687-94

49） de Jonghe A, van Munster BC, van Oosten HE, et al. The effects of melatonin versus placebo on delirium in hip fracture patients: study protocol of a randomised, placebo-controlled, double blind trial. BMC Geriatr 2011; 11: 34

50） Ding K, Wang H, Xu J, et al. Melatonin reduced microglial activation and alleviated neuroinflammation induced neuron degeneration in experimental traumatic brain injury: Possible involvement of mTOR pathway. Neurochem Int 2014; 76: 23-31

51） Hatta K, Kishi Y, Wada K, et al. Preventive effects of ramelteon on delirium: a randomized placebo-controlled trial. JAMA Psychiatry 2014; 71: 397-403

52） Jockers R, Delagrange P, Dubocovich ML, et al. Update on melatonin receptors: IUPHAR Review 20. Br J Pharmacol 2016; 173: 2702-25.

53） Cerejeira J, Firmino H, Vaz-Serra A, et al. The neuroinflammatory hypothesis of delirium. Acta Neuropathol 2010; 119: 737-54

54） van Gool WA, van de Beek D, Eikelenboom P. Systemic infection and delirium: when cytokines and acetylcholine collide. Lancet 2010; 375: 773-5

55） Marcantonio ER. Postoperative delirium: a 76-year-old woman with delirium following surgery. JAMA 2012; 308: 73-81

56） van Munster BC, Korevaar JC, Korse CM, et al. Serum S100B in elderly patients with and without delirium. Int J Geriatr Psychiatry 2010; 25: 234-9

57） van Munster BC, Korse CM, de Rooij SE, et al. Markers of cerebral damage during delirium in elderly patients with hip fracture. BMC Neurol 2009; 9: 21

58） Rasmussen LS, Christiansen M, Rasmussen H, et al. Do blood concentrations of neurone specific enolase and S-100 beta protein reflect cognitive dysfunction after abdominal surgery? ISPOCD Group. Br J Anaesth 2000; 84: 242-4

59） Herrmann M, Ebert AD, Galazky I, et al. Neurobehavioral outcome prediction after cardiac surgery: role of neurobiochemical markers of damage to neuronal and glial brain tissue. Stroke 2000; 31: 645-50

60） Dunne SS, Coffey JC, Konje S, et al. Biomarkers in delirium: a systematic review. J Psychosom Res 2021; 147: 110530

61） Judd LL, Schettler PJ, Brown ES, et al. Adverse consequences of glucocorticoid medication: psychological, cognitive, and behavioral effects. Am J Psychiatry 2014; 171: 1045-51

62） Munhoz CD, Sorrells SF, Caso JR, et al. Glucocorticoids exacerbate lipopolysaccharide-induced signaling in the frontal cortex and hippocampus in a dose-dependent manner. J Neurosci 2010; 30: 13690-8

63） Tombaugh GC, Yang SH, Swanson RA, et al. Glucocorticoids exacerbate hypoxic and hypoglycemic hippocampal injury in vitro: biochemical correlates and a role for astrocytes. J Neurochem 1992; 59: 137-46

64） Sapolsky RM. Stress, glucocorticoids, and damage to the nervous system: the current state of confusion. Stress 1996; 1: 1-19

65） McIntosh TK, Bush HL, Yeston NS, et al. Beta-endorphin, cortisol and postoperative delirium: a preliminary report. Psychoneuroendocrinology 1985; 10: 303-13

66) McEwen BS. Stress and hippocampal plasticity. Annu Rev Neurosci 1999; 22: 105-22

67) Jacobson L, Sapolsky R. The role of the hippocampus in feedback regulation of the hypothalamic-pituitary-adrenocortical axis. Endocr Rev 1991; 12: 118-34

68) Robertsson B, Blennow K, Bråne G, et al. Hyperactivity in the hypothalamic-pituitary-adrenal axis in demented patients with delirium. Int Clin Psychopharmacol 2001; 16: 39-47

69) O'Keeffe ST, Devlin JG. Delirium and the dexamethasone suppression test in the elderly. Neuropsychobiology 1994; 30: 153-6

70) Olsson T. Activity in the hypothalamic-pituitary-adrenal axis and delirium. Dement Geriatr Cogn Disord 1999; 10: 345-9

71) Fassbender K, Schmidt R, Mössner R, et al. Pattern of activation of the hypothalamic-pituitary-adrenal axis in acute stroke. Relation to acute confusional state, extent of brain damage, and clinical outcome. Stroke 1994; 25: 1105-8

4 せん妄の治療・ケア

1 薬物療法*

　一般に，せん妄の薬物療法は，その目的から「せん妄の発症予防」と「せん妄の発症後の症状マネジメント」に大別される。このことは，がん患者におけるせん妄の薬物療法についても同様であるが，特徴的と考えられるのは，終末期など予後が極めて限られた状況では「鎮静のための薬物療法」という選択肢が存在しうることである。

1) せん妄の発症予防

　まず，せん妄の発症予防としての薬物療法について述べる。高齢の手術患者などを対象として，ハロペリドールやリスペリドンといった抗精神病薬（P169，「主要な抗精神病薬一覧」参照）によるせん妄予防の無作為化比較試験は複数行われているが[1,2]，一定の結論は得られていない。それに加えて，これらの抗精神病薬はわが国においてせん妄への保険適用がなく，ましてやせん妄のリスクが高いという理由だけで予防目的で投与するというのは，一般的に好ましくないと考えられる。

　そのため，せん妄の発症予防としての薬物療法では，せん妄を誘発・促進しやすい「不眠」に対するアプローチが主体となる。2013年，「睡眠薬の適正な使用と休薬のための診療ガイドライン―出口を見据えた不眠医療マニュアル―」が発表された[3]。それによると「せん妄の予防には夜間睡眠の確保と睡眠覚醒リズムの正常化が重要だが，ベンゾジアゼピン系薬を単独で使用することは積極的には推奨されない」と警鐘が鳴らされており，臨床現場では十分注意する必要がある。また，日本老年医学会による「高齢者の安全な薬物療法ガイドライン2015」[4]においても，ベンゾジアゼピン系薬は「特に慎重な投与を考慮すべき薬物」に挙げられるなど，せん妄に関して注意喚起がなされている。これらに鑑みると，せん妄ハイリスクと考えられる患者の不眠に対して，ベンゾジアゼピン系薬の使用を避けるだけでなく，どのような薬物を投与するかが重要といえるだろう。

　最近では，ラメルテオンやスボレキサント，レンボレキサントなど，ベンゾジアゼピン系薬とは作用機序が全く異なる，複数の新規睡眠薬が上市されている。

　まず，ラメルテオンは，2010年に上市されたメラトニン受容体作動薬である。Hattaら[5]がせん妄の予防に有効とする無作為化比較試験を報告しており，副作用の少ない薬物でもあることから，せん妄ハイリスク患者の不眠治療において有用性が高いとい

＊P130，Ⅳ章「せん妄薬物療法の手引き」も参照のこと

Ⅱ章

総論

える。ただし，効果発現に日数を要するため，好適症例を十分検討する必要がある。

　また，スボレキサントは，2014年に上市されたオレキシン受容体拮抗薬である。ス
ボレキサントについても，やはりせん妄予防に有効との無作為化比較試験が報告され
ており[6]，今後さらなるエビデンスの蓄積がまたれる。

　レンボレキサントは，2020年に上市されたオレキシン受容体拮抗薬である。レンボ
レキサントは，オレキシン受容体への解離・結合が比較的速やかであり，また簡易懸
濁や一包化なども可能であるため，その有用性が期待できる。

　なお，不眠治療については，薬物療法のみでなく非薬物療法（睡眠衛生指導や認知
行動療法など）（『睡眠薬の適正使用・休薬ガイドライン』[7]参照）が極めて重要である
ことから，安易な薬物投与は避けるようにしたい。

2）せん妄の発症後の症状マネジメント

　せん妄の薬物療法では，主に抗精神病薬が用いられる。わが国において，せん妄に
保険適用を有する薬物はチアプリドのみであり，その添付文書では効果・効能につい
て「脳梗塞後遺症に伴う攻撃的行為，精神興奮，徘徊，せん妄の改善」と記載されて
いる。ただし，実臨床では，効果や副作用などを考慮してクエチアピンやリスペリド
ン，ハロペリドールなどがよく用いられている。こうしたいわば乖離した実情を踏ま
えて，2011年9月に厚生労働省から，「ハロペリドール，クエチアピン，リスペリド
ン，ペロスピロンを器質性疾患に伴うせん妄・精神運動興奮状態・易怒性に対して処
方した場合，当該使用事例を審査上認める」旨の通知が出された。

　とはいえ，それでも適応外使用であることに変わりはない。さらに，高齢認知症患
者の行動・心理症状に対する抗精神病薬の投与については，死亡率が上昇するとの報
告[8]があり，抗精神病薬の添付文書においても注意事項としての記載がある。それら
を踏まえると，せん妄に対して薬物療法を行う際には患者および家族に効果や副作用
などについて十分な説明を行い，慎重に投与することが必要である。そして，各薬物
の副作用プロフィールや投与経路などについて，患者の身体状況などに照らし合わせ
て検討し，薬物を選択する。また，まずは単剤を原則として少量からスタートし，効
果や副作用の発現について評価を行いながら，適切に用量を調整していく必要がある。

　これらの薬物のうち，鎮静作用に優れたクエチアピンは，特に不眠や興奮が顕著な
せん妄に対する有効性が高いと考えられる[9,10]。ただし，クエチアピンは糖尿病患者へ
の投与が禁忌とされているため，十分な注意が必要である。日本総合病院精神医学会
の『せん妄の臨床指針（せん妄の治療指針 第2版）』によると，せん妄患者に対する
内服薬治療として，まず糖尿病の有無を確認し，糖尿病なしの場合はクエチアピン，
ありの場合はリスペリドンというフローチャートが推奨されている[11]。リスペリドン
やハロペリドールは，クエチアピンに比べて鎮静効果が弱く，増量しても十分な鎮静
が得られないことはしばしば経験される。その場合，無理な増量によってパーキンソ
ニズムなど種々の副作用の出現・悪化が懸念されるため，実臨床では抗精神病薬に少
量のベンゾジアゼピン系薬を併用することがある。

　注射剤の場合，使用可能な薬物は限られており，まずはハロペリドール単独の点滴

静注または皮下注射を行うことが多い。ただし，前述のような理由によってハロペリドールで鎮静効果が得られない場合は，ベンゾジアゼピン系薬であるフルニトラゼパムやミダゾラムを併用することがある。また，在宅医療などにおいて，内服困難かつ静脈注射や皮下注射ができない場合，抗精神病薬のリスペリドン液や，ベンゾジアゼピン系薬のジアゼパム坐剤やブロマゼパム坐剤を用いることなどが考えられる。

ただし，いずれの投与経路においても，せん妄に対するベンゾジアゼピン系薬の併用に関して十分なエビデンスは少なく，またベンゾジアゼピン系薬自体がせん妄を惹起・悪化させたり呼吸抑制を引き起こしたりする可能性がある。したがって，ベンゾジアゼピン系薬の併用にあたっては各選択肢のメリット・デメリットを慎重に検討することに加えて，使用中は呼吸・循環動態などを注意深く観察し，不測の事態に十分備えておく必要がある。

一方，パーキンソン病や重症心不全，レビー小体型認知症などの併存によってハロペリドールが使用不可の場合や，呼吸状態が不安定でベンゾジアゼピン系薬が使いにくいケースなどでは，他に比較的安全に使用できる薬剤がないことから，実臨床ではヒドロキシジンが単独あるいは併用で使用されることがある。ただし，ヒドロキシジンのせん妄リスクを直接評価した，質の高い研究は今のところ報告されていない（P100，臨床疑問7参照）。

3）終末期における薬物療法

その他，がんの終末期におけるせん妄の薬物療法は，せん妄からの回復が可能かどうかによってその内容が大きく変わる。せん妄からの回復が困難で，治療可能性の低い「不可逆性せん妄」と判断される場合は，不眠や不穏といった部分的な症状を緩和することが薬物療法の目標となる。終末期のせん妄に対する症状緩和については，本ガイドラインでの臨床疑問11（P118参照）および，『がん患者の治療抵抗性の苦痛と鎮静に関する基本的な考え方の手引き2018年版』[12]で詳細に述べられており，ぜひご参照いただきたい。

2　非薬物療法

1）促進因子に対する介入

すでに述べた準備因子，直接因子，促進因子の3因子（P19，Ⅱ章-2-4「せん妄の原因」参照）のなかで，非薬物療法は主に促進因子に対する介入方法である。

せん妄の促進因子とは，せん妄を発症しやすい状態に近づけ，発症，悪化，遷延化につながるものである。具体的には，身体的要因（痛み・便秘・尿閉・脱水・不動化・ライン類・身体拘束・視力低下・聴力低下），精神的要因（不安・抑うつ），環境変化（入院・集中治療室・明るさ・騒音），睡眠（不眠・睡眠関連障害）などの要素が挙げられる。予防的観点からも，またせん妄発症後の治療的観点からも，これらの要因を可能な限り取り除くことが極めて重要である。

最近のメタアナリシスでは，早期離床や視聴覚障害への補助など，複数の促進因子

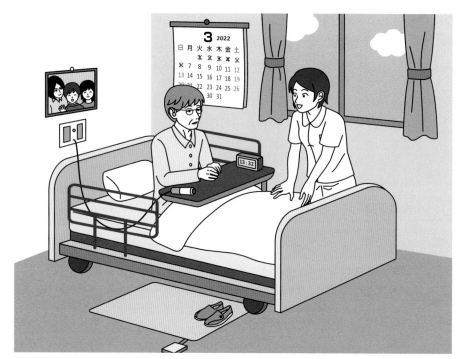

図2　看護師や家族ができるケア

への介入を行うことでせん妄の予防効果を認めたとの報告があり[13]，非薬物療法の重要性がますます注目されている。米国における多職種によるせん妄発症予防の取り組みとして，Inouye ら[14]が提唱した HELP（The Hospital Elder Life Program）が有名である。これは，総合病院に入院した高齢患者を対象として，看護師，医師，理学療法士などからなる多職種チームが，①見当識や認知機能への刺激，②早期からの運動，③視力補正，④聴力補正，⑤脱水補正，⑥睡眠補助，を行うものである。これらによってせん妄の発症と発症期間が有意に減少したことが示されており，せん妄に対する非薬物療法の有効性が示唆される。わが国でも Ogawa ら[15]によって，がん患者を対象としたせん妄の予防プログラム（DELTA プログラム）が開発された（P49〜51 参照）。

　スタッフ教育を行った病棟ではせん妄の発症頻度が有意に低いとの報告があり，教育的アプローチの有効性が示されている[16,17]。せん妄対策は，医師だけでなく，看護師，心理職，薬剤師，作業・理学療法士，栄養士など多職種が担うものであり，「チーム医療」がキーワードである。せん妄は多要因で発症することを考慮すると，各職種がその専門性を活かして多角的な介入を行うことが重要といえるだろう。

2）具体的な介入内容

　具体的な介入内容について，図2にまとめた。まずは，患者が見当識を保てるように，患者の目に入る場所にカレンダーや時計を設置し，診察の際にはさりげなく日付などを会話のなかで確認するとよい。慣れ親しんだ写真を飾ったり，普段から使用している日用品をそばに置いておくのも，患者の不安軽減に有用である。

　ナースコールは手の届きやすい場所に置くようにする一方で，ライン類などは必要最小限とし，なるべく患者の目につかないところにまとめておくことが重要である。ハサミなどの危険物もあらかじめ取り除いておく。

　また，睡眠覚醒リズムを整えるために，昼夜のメリハリをつけることも重要である。日中はカーテンやブラインドを開けて日光を取り入れるようにし，なるべくベッドが窓際になるように心がける。ただし，夜は暗くしすぎると逆に混乱が強くなるだけでなく，転倒・転落のリスクが上がるため，薄明りが推奨されている。

　その他，便秘や尿閉，痛みなどの身体的苦痛を定期的に評価し，適切な治療やケアにつなげることが重要である。さらに，視力や聴力の低下などがせん妄をきたしやすくすることから，眼鏡や補聴器を適切に使用するように促すことも重要である。難聴患者ではどちら側の耳が聞こえやすいかを把握し，医療スタッフ間で共有し，可能な限り大きく低い声で，ゆっくりと短く話しかけるのがよい。また，可能な限り早期離床を促し，積極的にリハビリテーションなどを導入する。以上のように，患者の身体的・精神的苦痛を適切に評価し，少しでもそれを取り除くことが重要といえるだろう。

　また，本人の安心感につながる最たるものとして，やはり家族の存在が大きい。実臨床でも，家族がそばにいることで患者が落ち着き，せん妄が軽減することはよく経験される。そのため，家族の負担や疲弊感にも注意を払いつつ，付き添いには治療的な意味があり重要な役割を果たすことを説明し，無理のない範囲で協力を依頼することも1つの方法である。なお，せん妄は家族にとって理解が難しい病態であるため，家族にせん妄について説明する際にはパンフレット（P170〜173参照）を活用するとよい。医療者とともに連携しながら患者を支えるようにすることが重要である。

　せん妄対応の際に，しばしば身体拘束が行われる。身体拘束は，患者に身体的・精神的苦痛をもたらすだけでなく，家族にとっても大きなショックとなる。身体拘束は，せん妄に関して強い促進因子としてはたらき，身体拘束がない場合に比べてせん妄の発症リスクが約2.9倍とされる報告もある[18]。これらを考慮すると，身体拘束は決して安易に行われるべきでなく，興奮が強いせん妄患者であってもその必要性について十分評価・検討し，多職種でカンファレンスを行い，代替手段などについて多角的に話し合うことが望ましい。また，患者のみならず家族の意向や理解，希望などを確認し，それをもとに十分話し合うことも重要である。特に，医療者側の事情で一方的に身体拘束を行うのではなく，家族に対して十分説明を行い，同意を得る必要がある。詳細については，日本看護倫理学会による「身体拘束予防ガイドライン」[19]をぜひご参照いただきたい。

　近年，終末期を迎えたがん患者のなかには「最期は住み慣れた自宅で過ごしたい」と希望し，在宅医療に移行するケースが多くなっている。入院中は主に病棟看護師が患者のケアを行うが，療養場所が在宅となった場合は，家族がその役割の一部を担うことになる。終末期には90％近くの患者にせん妄がみられるため[20]，在宅でせん妄を発症する可能性は極めて高い。それらを考慮すると，医療者は患者や家族に対してせん妄に関する情報提供を行うだけでなく，特に家族には具体的なケアの内容についても伝えておく必要がある。

（井上真一郎）

■文　献

1）Hakim SM, Othman AI, Naoum DO. Early treatment with risperidone for subsyndromal delirium after on-pump cardiac surgery in the elderly: a randomized trial. Anesthesiology 2012; 116: 987-97

2）Wang W, Li HL, Wang DX, et al. Haloperidol prophylaxis decreases delirium incidence in elderly patients after noncardiac surgery: a randomized controlled trial*. Crit Care Med 2012; 40: 731-9

3）厚生労働科学研究班・日本睡眠学会ワーキンググループ 編．睡眠薬の適正な使用と休薬のための診療ガイドライン．
http://www.jssr.jp/data/pdf/suiminyaku-guideline.pdf

4）日本老年医学会 編．高齢者の安全な薬物療法ガイドライン2015．東京，メジカルビュー社，2015
https://www.jpn-geriat-soc.or.jp/info/topics/pdf/20170808_01.pdf.

5）Hatta K, Kishi Y, Wada K, et al.; DELIRIA-J Group. Preventive effects of ramelteon on delirium: a randomized placebo-controlled trial. JAMA Psychiatry 2014; 71: 397-403

6）Hatta K, Kishi Y, Wada K, et al.; DELIRIA-J Group. Preventive effects of suvorexant on delirium: a randomized placebo-controlled trial. J Clin Psychiatry 2017; 78: e970-9

7）三島和夫（睡眠薬の適正使用及び減量・中止のための診療ガイドラインに関する研究班）編．睡眠薬の適正使用・休薬ガイドライン．東京，じほう，2014

8）FDA Public Health Advisory: Deaths with Antipsychotics in Elderly Patients with Behavioral Disturbances.
http://psychrights.org/drugs/FDAantipsychotics4elderlywarning.htm

9）Devlin JW, Roberts RJ, Fong JJ, et al. Efficacy and safety of quetiapine in critically ill patients with delirium: a prospective, multicenter, randomized, double-blind, placebo-controlled pilot study. Crit Care Med 2010; 38: 419-27

10）Tahir TA, Eeles E, Karapareddy V, et al. A randomized controlled trial of quetiapine versus placebo in the treatment of delirium. J Psychosom Res 2010; 69: 485-90

11）日本総合病院精神医学会せん妄指針改訂班 編．せん妄の臨床指針〔せん妄の治療指針　第2版〕．東京，星和書店，2016

12）日本緩和医療学会 編．がん患者の治療抵抗性の苦痛と鎮静に関する基本的な考え方の手引き2018年版—苦痛緩和のための鎮静に関するガイドライン2010年版：改訂・改題．東京，金原出版，2018

13）Hshieh TT, Yue J, Oh E, et al. Effectiveness of multicomponent nonpharmacological delirium interventions: a meta-analysis. JAMA Intern Med 2015; 175: 512-20

14）Inouye SK, Bogardus ST Jr, Charpentier PA, et al. A multicomponent intervention to prevent delirium in hospitalized older patients. N Engl J Med 1999; 340: 669-76

15）Ogawa A, Okumura Y, Fujisawa D, et al. Quality of care in hospitalized cancer patients before and after implementation of a systematic prevention program for delirium: the DELTA exploratory trial. Support Care Cancer 2019; 27: 557-65

16）Lundström M, Olofsson B, Stenvall M, et al. Postoperative delirium in old patients with femoral neck fracture: a randomized intervention study. Aging Clin Exp Res 2007; 19: 178-86

17）Tabet N, Hudson S, Sweeney V, et al. An educational intervention can prevent delirium on acute medical wards. Age Ageing 2005; 34: 152-6

18）McPherson JA, Wagner CE, Boehm LM, et al. Delirium in the cardiovascular ICU: exploring modifiable risk factors. Crit Care Med 2013; 41: 405-13

19）日本看護倫理学会 臨床倫理ガイドライン検討委員会 編．身体拘束予防ガイドライン．2015
http://jnea.net/pdf/guideline_shintai_2015.pdf

20）Lawlor PG, Gagnon B, Mancini IL, et al. Occurrence, causes, and outcome of delirium in patients with advanced cancer: a prospective study. Arch Intern Med 2000; 160: 786-94

5 終末期せん妄の治療とケアのゴール

1 終末期せん妄とは

　終末期がん患者の80～90％にせん妄が生じ，そのうち50～70％は回復しないまま死亡に至る[1,2]。終末期に生じる治癒不能で，回復困難なせん妄を終末期せん妄と呼ぶ[3]。せん妄は患者のみならず，家族や医療者へも負担となることが知られているが，特に終末期せん妄の場合は，患者がどのように人生を終わらせるかという大切な意思決定に強く影響する[4]。加えて，終末期せん妄は，残りの時間が限られた患者と家族とのかけがえのないコミュニケーションを妨げるほか，患者と医療者のコミュニケーションも難しくなり，代理意思決定者として機能する家族の精神心理的負担が大きくなる。

2 終末期せん妄の苦痛や治療・ケアの望ましい評価とは

1）既存のせん妄評価尺度の使用は適切ではない

　終末期に，持続的で苦痛を伴う焦燥の強いせん妄を生じた際，どのような治療やケアを行うかを考えるためには，まず終末期せん妄の状態にある患者の苦痛を適切に評価することが必要である。

　一般的に頻用されているせん妄評価方法として，DRS-R-98（P22参照）やNu-DESC（P23参照）がある。しかし，わが国の多施設研究において強い焦燥を伴う進行がん患者を対象としてこれらのせん妄評価尺度を用いてせん妄を評価したところ，コミュニケーションできない程度に意識レベルの低下したがん患者のせん妄の重症度が最も高いと評価される結果となった[5]。終末期のせん妄においては，死の自然経過や時に苦痛の緩和目的でうとうとして過ごすことも望ましい状態として考えられることもある。また，症状緩和とコミュニケーションのバランスを考えることの重要性も指摘されている。よって終末期のせん妄の評価においては，治癒可能なせん妄の評価を前提として作られた一般的に臨床でよく使用する既存の尺度は適切でないと考えられる[6]。

2）終末期せん妄の苦痛や治療・ケアの望ましい評価とは

　終末期せん妄の全般的なマネジメントにおいては，予測生命予後や，患者およびその家族の価値観を考慮しながらケアのゴールを検討していくべきとされているが[6]，具体的な内容についてはコンセンサスが得られていない。筆者らは，医療者を対象としたインタビュー調査によって，終末期せん妄の治療とケアのゴールを構成する5つの構成要素と14の下位項目を明らかにした（**表5**）[7]。

表5 終末期がん患者における治療およびケアのゴール

構成要素	下位項目
十分な症状・苦痛の緩和	・痛みがない ・精神症状がない ・穏やかに過ごすことができる ・日中は覚醒し夜は眠れる ・抑制帯や点滴などの留置物がない
コミュニケーションが取れる	
自己の連続性	・その人らしく過ごせる ・医療者がその人の背景を理解している
家族へのケアと支援	・家族への心理的支援の提供 ・家族の負担を軽減するサポートを保証する ・家族が患者のケアプランを理解することができる ・家族がせん妄と患者の状況について医療者から十分な説明を受け，それを理解し，患者の状況を受け入れることができる
バランスを考える	・苦痛緩和とコミュニケーションが取れることのバランス ・苦痛緩和と，患者の死に対する家族の心の準備のバランス ・せん妄の治療と身体的治療のゴールのバランス

〔Uchida M, et al. Goals of care and treatment in terminal delirium: a qualitative study of the views and experiences of healthcare professionals caring for patients with cancer. Palliat Support Care 2019; 17: 403-8 より引用改変〕

この結果が示すように，症状緩和，コミュニケーション，自己の連続性，家族ケアの各要素が大切であることに加え，個別の患者・家族の意向や状態などを勘案して，それらの要素間のバランスを考慮してゴールを設定することが重要である。

また，上記の結果や系統的文献レビューを基に，家族を対象とした24項目からなる終末期せん妄による苦痛の評価尺度〔Terminal Delirium-Related Distress Scale（TDDS）〕を開発し，その信頼性と妥当性について検証済みである（**表6**）[8]。

3）わが国における終末期せん妄の治療・ケアをより良いものとしていくために

TDDS を用いて，ホスピス・緩和ケア病棟に入院し，終末期せん妄を生じたがん患者の遺族281名を対象にアンケート調査を行った[8]。その結果によると，患者の苦痛に関しては，7割以上の遺族が不眠や身の置き所のなさ，精神運動興奮，幻覚妄想などの患者の精神心理的苦痛があったと思うと回答した。患者とのコミュニケーションに関しては，「家族が患者さんとコミュニケーションできることに配慮してくれた」「つじつまの合わないことでも，医療者が，患者さんの言っていることを大切にしてくれると感じられた」の2項目で医療者の配慮を感じている遺族の割合は3割程度であった。医療者の対応と説明に関しては，「必要な時は，医療者がすぐに対応してくれた」「家族に対する精神的な配慮があった」「付き添いで家族の負担が大きくならないように気遣ってくれた」「患者さんの治療方針や見通しについて十分な説明を受けられた」の4項目で配慮を感じている遺族の割合が3割程度であった。自然なかたちの最期に関しては，「身体的に自由の制限を受けるものはなかった」の割合は1割程度であった。

表6　終末期せん妄による苦痛の評価尺度

患者さんが「せん妄状態」のとき，あなたからみて，以下のことはありましたか。「まったくそう思わない」から「非常にそう思う」のうち，あてはまるもの1つに丸を付けてください。	非常にそう思う	そう思う	ややそう思う	あまりそう思わない	そう思わない	まったくそう思わない
患者さんの苦痛について						
痛みなどからだの苦痛があり，つらそうだった	1	2	3	4	5	6
身の置き場がないように，じっとしていられないことがあった	1	2	3	4	5	6
興奮して，落ち着かなくなることがあった	1	2	3	4	5	6
夜は眠れないことが多かった	1	2	3	4	5	6
幻覚（あるはずのないものが見えたり聞こえる）があった	1	2	3	4	5	6
妄想（実際にないことをあると信じ込むこと）があった	1	2	3	4	5	6
患者さんとのコミュニケーションについて						
家族が患者さんとコミュニケーションできることに配慮してくれた	1	2	3	4	5	6
完全に回復しなくても，ある程度意思疎通ができた	1	2	3	4	5	6
安定剤や睡眠薬を使った状態でも，ある程度意思疎通できた	1	2	3	4	5	6
その人らしい表情や会話があった	1	2	3	4	5	6
つじつまの合わないことでも，医療者が，患者さんの言っていることを大切にしてくれると感じられた	1	2	3	4	5	6
医療者が，患者さんの人となり（どのようなお仕事をされてどのような趣味のある人だったかなど）をよくわかっていると思った	1	2	3	4	5	6
医療者の対応と説明について						
家族に対する精神的な配慮があった	1	2	3	4	5	6
付き添いで家族の負担が大きくならないように気遣ってくれた	1	2	3	4	5	6
家族がそばにいて何をしたらいいか，医師や看護師が教えてくれた	1	2	3	4	5	6
心細い時に，医療者がそばにいてくれた	1	2	3	4	5	6
必要な時は，医療者がすぐに対応してくれた	1	2	3	4	5	6
せん妄の原因についてできる限りの治療をしてもらえた	1	2	3	4	5	6
患者さんの治療方針や見通しについて十分な説明を受けられた	1	2	3	4	5	6
患者さんの治療方針や見通しについて十分に話し合うことができた	1	2	3	4	5	6
せん妄とは何か，こうなっている理由について十分な説明を受けられた	1	2	3	4	5	6
患者さんが亡くなることに対して心の準備をさせてくれた	1	2	3	4	5	6
自然なかたちの最期について						
自然なかたちで最期を迎えられた	1	2	3	4	5	6
身体的に自由の制限を受けるもの（手にグローブを付けたり，胴にベルトをつけるなど）はなかった	1	2	3	4	5	6

〔Uchida M, et al. Development and validation of the Terminal Delirium-Related Distress Scale to assess irreversible terminal delirium. Palliat Support Care 2021; 19: 287-93 より引用改変〕

　この結果から，終末期せん妄の治療とケアの質を改善するためには，今まで以上に患者の精神心理的苦痛の軽減と家族に対する精神心理的な配慮が必要で，医療者は患者と家族のコミュニケーションに配慮し，患者の治療方針や見通しについて家族に十分に説明し，身体的に自由の制限を受けるものを減らすように努める必要性が示唆された。

（内田　恵）

■ 文 献

1）Lawlor PG, Gagnon B, Mancini IL, et al. Occurrence, causes, and outcome of delirium in patients with advanced cancer: a prospective study. Arch Intern Med 2000; 160: 786-94

2）Hosie A, Davidson PM, Agar M, et al. Delirium prevalence, incidence, and implications for screening in specialist palliative care inpatient settings: a systematic review. Palliat Med 2013; 27: 486-98

3）Bush SH, Kanji S, Pereira JL, et al. Treating an established episode of delirium in palliative care: expert opinion and review of the current evidence base with recommendations for future development. J Pain Symptom Manage 2014; 48: 231-48

4）Milisen K, Steeman E, Foreman MD, et al. Early detection and prevention of delirium in older patients with cancer. Eur J Cancer Care（Engl）2004; 13: 494-500

5）Uchida M, Morita T, Akechi T, et al.; Phase-R Delirium Study Group. Are common delirium assessment tools appropriate for evaluating delirium at the end of life in cancer patients? Psychooncology 2020; 29: 1842-9

6）Bush SH, Leonard MM, Agar M, et al. End-of-life delirium: issues regarding recognition, optimal management, and the role of sedation in the dying phase. J Pain Symptom Manage 2014; 48: 215-30

7）Uchida M, Morita T, Ito Y, et al. Goals of care and treatment in terminal delirium: a qualitative study of the views and experiences of healthcare professionals caring for patients with cancer. Palliat Support Care 2019; 17: 403-8

8）Uchida M, Akechi T, Morita T, et al.; J-HOPE group. Development and validation of the Terminal Delirium-Related Distress Scale to assess irreversible terminal delirium. Palliat Support Care 2021; 19: 287-93

6 病院の組織としてせん妄にどのように取り組むか

　高齢者の診療機会が増えるにつれ，せん妄への対応の必要性が共有されつつある。特に，2020年にせん妄のハイリスク患者をスクリーニングし，予防的な対応を行うことに対して診療報酬も新設され（せん妄ハイリスク患者ケア加算），予防的な対応を含め，せん妄への取り組みも後押しされ，大きな推進力となっている。

　しかし一方で，臨床の現場ごとにせん妄の負担軽減やせん妄対応の要望が出ることにとどまらず，その動きが病院上層部を巻き込んだ全体的な動きにつながることが重要である。ここでは，せん妄に対する，組織的な対応の必要性について解説したい。

1 せん妄に対する，組織的な対応の必要性について

1）せん妄はあらゆる高齢者の診療場面で課題となる

　せん妄は，がんに限らず，高齢者を診療する場面では，どこでも生じうる病態である。高齢者を診療している医療機関であれば，周術期や内科一般病棟，外来でもどこでも生じうる問題である。せん妄に関する系統的な取り組みやエビデンスの検討は，主として集中治療室などの集中治療領域，高齢者病棟，緩和ケア病棟などのセッティングを中心に行われている。しかし，臨床で実践する際には，セッティングを越えた取り組みが必要である。

2）せん妄の対策を要する症例数は多く，個人や小グループでの対応は限界がある

　せん妄は，入院患者の20〜30％に関連する病態である。例えば，一病棟を40病床とすると，常時8〜12名のアセスメントと対応が求められる。意識の高いスタッフが対応するだけでカバーできる数ではない。スタッフが共通の認識をもって対応することが求められる。

3）予防から始まる系統立てた対策が求められる

　本ガイドラインの臨床疑問でも取り上げたように，せん妄に関しては，予防から早期発見・対応に至る系統立てた対策が求められる。したがって入院から退院まで，携わる医療者が同じ目線で継続して観察し，情報共有を進める必要がある。

4）多職種での情報共有が重要である

　また，この際に一貫して求められるのは非薬物的な複合的介入である。この複合的介入とは，言い換えれば，「その患者で問題となる直接因子や促進因子をいかに発見し，いかに減らすか」にかかっている。その際に検討する内容には，せん妄を誘発す

るリスクの高い薬物を避けるなど医師が中心に検討する内容から，痛みや便秘などの身体的苦痛を観察し対応する看護のケアが中心となる活動まで含まれる。職種を越えてケアの目標を共有する必要がある。

5）介入は我々が通常の診療で意識しているよりも，より徹底した対応が重要である

　せん妄に対する非薬物的な複合的介入のエビデンスの確実性（質）は，メタアナリシスで有効性が示されるレベルに達しつつある[1]。しかし，これだけのせん妄の発症頻度を低下させることのできる介入があるにもかかわらず，なかなか普及しない現状がある。その理由として次の2点がある。

（1）複合的な介入で行う内容があまりにも簡単であり，「やっていない」という疑問が浮かびにくいこと

　複合的な介入では，例えば，日中の離床を促すことや，痛みなどの身体的な苦痛の除去を進めるなど，日常の臨床で実施しているいわば当たり前のケアが連続する。この介入内容をみると，「我々は既に実践している」と思いがちである。

（2）一見当たり前のケアをいかに徹底するかが重要であること

　このような「我々が臨床で既に実践している」ケアが効果を発揮するという事実が示すことは，せん妄を予防するためには，「我々が実施していると感じている以上にケアを徹底する必要がある」ことを示している[2]。我々の臨床の感覚と，プログラムが求める徹底さの間に溝がある。

6）予防的な対応を続けるためには，実践するスタッフへのフィードバックが重要である

　我々が診療やケアを続けるのは，我々が行ったことが役に立ったと実感できるからである。しかし，予防的な対応とは，「将来起こりうるイベントを減らす」ことであり，目の前の事象が変わったとは捉えにくい。そのために「今行っている活動がいかに現場の負担軽減に役に立っているのか」を，管理者がフィードバックして動機付けすることが必要である。

7）予防的な対応を考えるうえでスタッフの心理的な安全が重要である

　せん妄に関連した課題の一つに身体拘束の問題がある。身体拘束は倫理的な問題に加えて，身体的・精神的な有害事象が問題となる。身体拘束の有害事象を最小化するためには，定期的に身体拘束を解除することを検討する必要がある。その際に，解除や継続などを提案したことに関する責任を問う動きからスタッフを守る必要がある。

　これらの問題を越えて，せん妄への取り組みを実践し，かつその活動を持続させるためには，組織のなかで認識とゴールを共有し，地道な活動を続ける必要がある。

　せん妄対応プログラムを含め，集団の活動を最適化させるためには，その組織文化を含めた行動変容を起こす必要がある。行動科学の観点から，組織の行動変容を起こすためには，①現地教育ワークショップ技法，②ローカルオピニオンリーダーの育成，

③指標の取り入れ，④組織会議の利用が有効であることが確認されており，それらを組織のプロフィールに合うように調整しながら進めることが重要となる[3,4]。せん妄は組織的に取り組む必要があり，組織のトップの積極的な関わりをぜひお願いしたい。

2　施設を挙げての取り組みの一例：DELTA プログラムの開発[5]

　従来わが国においても，せん妄に対して，さまざまな取り組みがなされてきた。例えば，せん妄に対する講義とグループワークを実施する，病棟にせん妄リンクナースを配置し伝達講習を行うなどの取り組みがなされてきた。しかし，これらは臨床実践の改善にはなかなか至らなかった。また，海外で開発された介入プログラムをわが国の臨床に導入する試みもあるが，医療職の配置数の違いもあり，医療体制が異なる環境下では，そのままの導入は難しい実情もある。

　我々は，医療者の配置が少ない医療体制で，何ができるのか，臨床の実際を洗い出すことを行った。

1）スタッフが感じている困難

　まず病棟のスタッフがせん妄をケアするうえで，どのように対応をし，どのような困難を感じているのかをフォーカスグループインタビューで確認したところ，
①患者の様子をみて，いつもと違うとは認識している。しかし，それが「せん妄」であるとは確信がもてないで迷うこと
②せん妄であると認識したとしても，次にどのような対応を取ればよいのかわからないこと
③せん妄かもしれないと思って報告を上げたとしても，同じ病棟チーム内で共有できないこと，特に医師に報告をしようとしても，情報の共有が困難であること（同じチームの看護スタッフに言っても「そうなの？」「でも話せたよ」など，観察する目線が揃わないために，問題を共有できない）
が明らかとなった。

2）せん妄の教育・対応における課題

　次に，病棟スタッフの教育担当者を集めて，外来・入院（一般病棟，集中治療室）・緩和ケアのさまざまなセッティングでの問題点を洗い出そうとした。そこでは，教育や対応を考えるうえで，個人レベルでの課題とチームレベルでの課題と，2つのレベルの問題が同定された。
①個人レベルでの課題：
　「せん妄かもしれない」という違和感は認識するものの，観察・評価のポイントがわからないので自信をもって判断することができない。また，判断したとしても，具体的な次の行動をとることができない
②チームレベルでの課題：
　「せん妄」を見る目線が揃わないため，評価や情報を共有することができない

3) せん妄対応に必要なスキル

次に，スタッフがせん妄に対応するうえでのコアとなるスキルを抽出・整理したところ，次の5つにまとめることができた。

①情報を収集することができる

②観察できる

③身体症状や精神症状・行動・認知機能の変化・日内変動について評価・判断できる　カルテにせん妄と記録できる・報告できる，せん妄の直接因子に関連する情報の再評価，重症度を評価できる

④ケアができる

　原因（身体要因）に基づいた対応ができる，適切な指示・ケアが実施できる，患者の安全を確保できる，療養環境を調整できる，認知機能を支援できる，行動を支援できる，コミュニケーションに配慮できる

⑤教育・情報提供ができる

　同僚への情報共有のために記録できる・伝達できる，職種を越えて伝えることができる，家族にせん妄の知識・接し方を伝えることができる，患者に事前にせん妄の知識を提供できる

4) DELTA プログラムの開発

これらを踏まえて，5つの領域のスキルを伝える教育プログラムと運用プログラムで構成される，DELTA（DELirium Team Approach）プログラムを開発した。せん妄の場合，行動をどのように観察するのか，また行動を捉えたうえで身体アセスメントに立ち返らなければならない，という課題がある。そこで，

①せん妄発見の手がかりになる場面を出して，具体的な行動を観察・評価することを体験する

②せん妄をみつけたところから具体的な対応までを実際に体験することで行動変容を促す

の2点を取り上げることとした。

上記のような検討を踏まえ，最終的に90分の教育と運用面での修正を行った。特に，教育では，せん妄の症状評価トレーニングを動画を用いて行い，講義では伝わりにくい観察ポイントを視覚で提示すること，せん妄への対応を実践するロールプレイを含め，行動にアプローチを目指した要素を盛り込んだ。

また，運用では，対応の流れを可視化し，シート1枚にまとめることで，全体像をつかめるようにした。

教育の実施に際しては，一部のスタッフのみに伝えるだけでは，集団としての行動の変容を図れないことから，医療安全の協力を獲得し全病棟で短期集中で実施した。

5) DELTA プログラムの有用性

前述のような取り組みを行った結果，前後比較ながら

①前後を通して，院内のせん妄の発症率が有意に低下した（7.1%→4.3%）

②転倒とルート抜去の発生件数（合算）が有意に低下した（3.5%→2.6%）

変化が確認できた。

　併せて，このプログラムがどのように医療者の行動の変化と関連があったのかをみたところ，

①せん妄の発症と関係するベンゾジアゼピン系薬の処方される割合が減少し（28.8%→24.0%），入院中に使用していない日数の割合が増加した（86.9%→90.6%）

②せん妄の治療薬として用いられる抗精神病薬の処方される割合が増加し（15.2%→20.8%），入院中に使用していない日数の割合が減少した（94.7%→92.6%）

が確認できた。

　わが国では医療開発というと，どうしても医薬品開発や医療機器開発にとどまり，医療システムの改善を図る視点をもちにくい。しかし，せん妄は，頻度の高さ，介入内容が定まりつつあることから，検討のしやすい領域となってきている。超高齢社会のなかで，高齢者ケアの入り口として，せん妄ケアのイメージ作りに役立てば幸いである。

（小川朝生）

██文　献

1) Hshieh TT, Yue J, Oh E, et al. Effectiveness of multicomponent nonpharmacological delirium interventions: a meta-analysis. JAMA Intern Med 2015; 175: 512-20
2) Greysen SR. Delirium and the "know-do" gap in acute care for elders. JAMA Intern Med 2015; 175: 521-2
3) Jamtvedt G, Young JM, Kristoffersen DT, et al. Audit and feedback: effects on professional practice and health care outcomes. Cochrane Database Syst Rev 2006; (2): CD000259
4) Thomson O'Brien MA, Oxman AD, Haynes RB, et al. Local opinion leaders: effects on professional practice and health care outcomes. Cochrane Database Syst Rev 2000; (2): CD000125
5) Ogawa A, Okumura Y, Fujisawa D, et al. Quality of care in hospitalized cancer patients before and after implementation of a systematic prevention program for delirium: the DELTA exploratory trial. Support Care Cancer 2019; 27: 557-65

Ⅱ章

総論

Ⅲ章　臨床疑問

臨床疑問（背景疑問）1

がん患者に対して，せん妄の発症予防を目的として推奨される非薬物療法にはどのようなものがあるか？

▶ 推奨文

がん患者のせん妄の発症を予防するための非薬物療法として，術後せん妄やがん治療期にあるせん妄に対し，複合的な介入と光線療法が挙げられる。複合的な介入では，医療者や患者と家族へのせん妄に関する教育，多職種連携や専門家によるチームアプローチ，痛みや脱水，便秘などの症状マネジメント，環境調整（日時の認識，音楽），せん妄のリスク評価と，薬剤の変更や調整などを含むリスク因子の除去などが挙げられる。

[採用文献の概要]

　本臨床疑問に関する臨床研究としては，無作為化比較試験が6件（同グループで複数報告した文献を1件とカウントした），非無作為化比較試験が2件，観察研究*が1件あった。

　Wangら[1]は，70歳以上の高齢者281名（がん患者270名）を対象に，非薬物療法による複合的な介入（以下，the Tailored, Family-Involved Hospital Elder Life Program：t-HELP）を行うことが，通常ケアと比較して，術後せん妄の発症を低下させるかを並行群間によるクラスター無作為化比較試験によって検討した。介入群では，Inouyeら[a,b]が開発したHELPを基に，医療者に加え，ボランティアの代わりに家族の協力を含めたプログラムに改変したt-HELPを用いた。具体的には，介入対象となった全患者に見当識の確認，認知機能を高める活動，早期の運動など3つの介入を行い，また，せん妄のリスクの高い患者に対し，疼痛マネジメント，睡眠環境の調整，栄養補助/誤嚥防止，脱水/便秘予防，視覚/聴覚補助，低酸素予防，尿道カテーテルの管理，薬剤の管理など8つの介入を行った。家族に対しては，これらの介入に関する教育を行った。対照群では，対象病棟で行われる通常ケアを行った。その結果，介入群では対照群と比較して，術後7日目までのConfusion Assessment Method（CAM）で評価したせん妄の発症率は，有意に低下した。なお，試験中，大量出血（3名），院内感染（5名），転倒（3名），呼吸困難（1名）が生じたが，本試験と直接関連のある有害事象は報告されなかった。

　Hosieら[2]は，緩和ケア病棟に入院した18歳以上の進行がん患者65名を対象に，非薬物療法による複合的な介入を行うことが，通常ケアと比較して，せん妄の発症を低下させるかをクラスター無作為化比較試験によって検討した。介入群では，食事と水分摂取，睡眠の調整，運動，見当識の確認，視覚と聴覚補助，家族との関係性など6

＊本ガイドラインでは，横断的観察研究，後ろ向き観察研究，前向き観察研究，非対照試験（無作為化比較試験の単アーム利用も含む）を観察研究と定義した。

ドメイン 36 項目で構成される介入を患者の希望に合わせて行った。介入の遵守率は，5〜25％であった。対照群では，通常ケアを行った。その結果，介入群では対照群と比較して，入院から 7 日目までの Nursing Delirium Screening Scale（Nu-DESC）で評価したせん妄の発症率，重症度は，Wait list 群も含め有意差が示されなかった。なお，本介入による有害事象は報告されなかった。

　Chen ら[3]は，消化管の手術を予定している 65 歳以上の高齢者 377 名（がん患者 345 名）を対象に，非薬物療法による複合的な介入（以下，the modified Hospital Elder Life Program：mHELP）を行うことが，通常ケアと比較して，術後せん妄の発症を低下させるかをクラスター無作為化比較試験によって検討した。介入群では，Inouye ら[a,b]が開発した HELP を基に，病棟看護師が主導的に行うプログラムに改変した mHELP を用いた。介入病棟の看護師に mHELP に関するトレーニングを行ったうえで，見当識の確認，口腔ケアの励行と術後の栄養管理，早期の運動など 3 つの介入を行った。介入の遵守率は 84.3％であった。対照群では，通常の周術期ケアを行った。その結果，介入群では対照群と比較して，CAM で評価したせん妄の発症率，入院期間は，有意に低下した。なお，本介入による有害事象は報告されなかった。

　Guo ら[4]は，高齢口腔がん患者 182 名を対象に，非薬物療法による複合的な介入を行うことが，通常ケアと比較して，術後せん妄の発症を低下させるかを無作為化比較試験によって検討した。介入群では，まず医療者を対象に老年医学の専門家による心理学的なトレーニングとガイダンスを行った。次に術前の患者を対象に心理学的なトレーニングを行った後に，患者を surgical intensive care unit（SICU）に案内し，術後の療養環境の他，人工呼吸器やカテーテルなどについて説明した。術後は，カレンダーで日時や場所の確認，挿入中のカテーテルの説明などの他，患者の好みにあった音楽を聴くことができるように音楽プレーヤーをベッドサイドに設置した。また，発語が難しい場合は，コミュニケーションカードやワードパッドなどのツールを活用しコミュニケーションを図った。その結果，介入群では対照群と比較して，術後 1 日目から 3 日目までの the Confusion Assessment Method for the Intensive Care Unit（CAM-ICU）で評価したせん妄の発症率は，有意に低下した。なお，介入による有害事象の記述はなかった。

　Hempenius ら[5]は，65 歳以上の高齢がん患者 297 名を対象に，術前から老年内科医師や老年看護を専門とする看護師などから構成される専門家チームによる複合的な介入を行うことが，通常ケアと比較して，術後せん妄の発症を改善するかを無作為化比較試験によって検討した。介入群では，老年内科医師による高齢者総合機能評価（Comprehensive Geriatric Assessment：CGA）を術前に行い，併存疾患，視覚・聴覚障害，認知機能などせん妄のリスク評価にて個々の患者に合わせた治療計画を立案した。また，入院期間中，老年看護を専門とする看護師がせん妄チェックリストを用いてせん妄のリスク評価を毎日行い，せん妄症状が疑われる場合は治療医と相談し対応した。対照群では通常ケアを行い，治療医の希望があった場合，追加で高齢者ケアを行った。その結果，介入群では対照群と比較して，術後 1 日目から 10 日目までの Delirium Observation Scale（DOS）で評価したせん妄の発症率の有意な低下は示されな

Ⅲ章

臨床疑問

かった。また，同研究グループは長期的な介入効果を明らかにするため追跡調査[6]を行ったが，術後 3 カ月の死亡率，再入院率に関して両群間で有意差を認めなかった。なお，本介入の有害事象に関する記述はなかった。

Taguchi ら[7]は，食道がん患者 15 名を対象に，術後に光線療法（bright light therapy）を行うことが通常ケアと比較して，術後せん妄の発症を低下させるかを無作為化比較試験によって検討した。介入群では，光線療法として術後 2〜5 日目の午前中に 5,000 lx を 2 時間照射した。対照群では，照明環境が 600 lx または 1,000 lx の集中治療室個室で通常のケアを行った。その結果，介入群では対照群と比較して，人工呼吸器離脱後 3 日目の朝の時点で NEECHAM Confusion Scale にて評価したせん妄の発症率が有意に低下した。また，術後 4〜5 日目の夜間の活動時間，離床開始日において，両群間に有意差を認めなかった。なお，光線療法の安全性については本試験前に確認されており，本試験の有害事象に関する記述はなかった。

Gagnon ら[8]は，カナダの緩和ケアセンター 7 施設で専門的緩和ケアサービスを受けている終末期がん患者 1,516 名を対象に，せん妄予防を目的とした複合的な介入が通常ケアと比較して，終末期せん妄の発症を低下させるかを非無作為化比較試験によって検討した。介入群では，緩和ケアセンター 2 施設（674 名）で行われ，患者の入院時にせん妄のリスク因子として，①Eastern Cooperative Oncology Group（ECOG）Performance Status（PS），②脳または髄膜への転移の有無，③代謝障害の有無，④オピオイド鎮痛薬の投与量（モルヒネ注射剤換算量で 80 mg/日より多いか），⑤ベンゾジアゼピン系薬の投与量（ロラゼパム換算量で 2 mg 以上），⑥抗コリン薬，コルチコステロイド，抗けいれん薬の有無など，を看護師がせん妄リスクアセスメントフォームを用いて評価し，そのフォームは医師と共有され，診療記録に残された。医師はせん妄のリスクを最小限にするために薬剤の変更を行った。また，看護師は，患者の失見当識予防に日時や場所などを伝えた。家族には，米国内科医師会が推奨するせん妄予防に関する教育を行った。介入の遵守率は，89.7% であった。対照群では，通常ケアが行われた。その結果，介入群では対照群と比較して，Comprehensive Ranking System（CRS）にて評価したせん妄の発症率が有意に高くなったが，在院日数，ECOG PS，せん妄の既往歴などを調整すると，両群間に有意差を認めなかった。他に，せん妄の重症度，せん妄の発症期間などは両群間に有意差を認めなかった。なお，本介入の有害事象に関する記述はなかった。

Ogawa ら[9]は，がん治療中の入院がん患者 7,977 名を対象に，多職種せん妄対応プログラム（以下，DELirium Team Approach：DELTA プログラム）を導入することが導入前と比較して，せん妄の発症を低下させるかを後ろ向き観察研究によって検討した。DELTA プログラムは，①看護師，医師，薬剤師へのせん妄の発症と重症化予防に関する教育，②看護師を中心としたせん妄の発症のリスク因子に関するスクリーニング，③せん妄の発症のリスクが高い薬剤の見直し，④疼痛管理，栄養や輸液の管理，便秘予防などせん妄の発症を予防するための介入，⑤せん妄評価，⑥せん妄治療など 6 つの要素で構成された。その結果，DELTA プログラム導入後では導入前と比較して，せん妄の発症率が有意に低下した。また，転倒や自己抜去などインシデント発生件数や

ベンゾジアゼピン系薬の処方割合などが有意に低下し，日常生活自立度が有意に改善した。なお，本介入の有害事象に関する記述はなかった。

　中川ら[10]は，頭頸部再建手術を行った患者102名を対象に，段階的に術後の離床時期を早めることが術後せん妄の発症を低下させるかを観察研究によって検討した。その結果，術後2日目に歩行訓練を開始した場合では，術後3日目，術後3〜5日目に歩行訓練を開始した場合と比較して，せん妄の発症率が有意に低下し，インシデントの発生件数も有意に低下した。なお，早期離床に伴い，吻合部血栓が生じた症例はなかった。

［解　説］

　本臨床疑問のシステマティックレビューでは，術後せん妄やがん治療期にあるせん妄の予防に対して非薬物療法の一定の効果が認められた一方で，終末期せん妄に対しては効果が示されなかった。

　非薬物療法の介入内容は，複合的な介入と光線療法に大別された。複合的な介入では，医療者や患者と家族へのせん妄に関する教育，多職種連携や専門家によるチームアプローチ，痛みや脱水，便秘などの症状マネジメント，環境調整（日時の認識，音楽），せん妄のリスク評価と，薬剤の変更や調整などを含むリスク因子の除去などが挙げられた。複合的な介入の多くは，看護師が中心的な役割を担っており，せん妄のリスク評価や計画の立案を行っていた。せん妄のアウトカム指標として，転倒転落や身体拘束，ルート類の抜去などが挙げられる。これらの指標は看護のQuality Indicator[c,d]としても挙げられており，看護ケアの質の維持向上を図ることでせん妄の予防効果が期待できるかもしれない。

　非薬物療法の介入効果では，術後せん妄やがん治療期にあるせん妄に対して一定の予防効果が認められた。術後せん妄に対しては人工呼吸器の装着や循環作動薬，ドレナージチューブなど，生命に直結する医療が行われるため，鎮静も含めた薬物療法が行われるが，術前から非薬物療法を行うことでせん妄の予防効果が期待できるかもしれない。一方で，非薬物療法による終末期せん妄の予防効果は認められなかった。終末期せん妄に対しては，治療抵抗性のせん妄であることから鎮静も含めた薬物療法が行われる。非薬物療法では予防効果は認められなかったものの，患者のニーズに合わせた個別的な介入や家族も含めた介入が行われており，また介入に伴う有害事象は報告されていないことから，ケアの参考になるだろう。

　したがって，本ガイドラインでは，がん患者のせん妄の発症を予防するための非薬物療法として，術後せん妄やがん治療期にあるせん妄に対し，複合的な介入と光線療法が挙げられる。複合的な介入では，医療者や患者と家族へのせん妄に関する教育，多職種連携や専門家によるチームアプローチ，痛みや脱水，便秘などの症状マネジメント，環境調整（日時の認識，音楽），せん妄のリスク評価と，薬剤の変更や調整などを含むリスク因子の除去などが挙げられる。

⇒臨床の手引き（P130），総論（P39）参照

（平山貴敏，菅野雄介，堂谷知香子）

■文　献

1) Wang YY, Yue JR, Xie DM, et al. Effect of the Tailored, Family-Involved Hospital Elder Life Program on postoperative delirium and function in older adults: a randomized clinical trial. JAMA Intern Med 2020; 180: 17-25

2) Hosie A, Phillips J, Lam L, et al. A multicomponent nonpharmacological intervention to prevent delirium for hospitalized people with advanced cancer: a phase Ⅱ cluster randomized waitlist controlled trial（the PRESERVE Pilot Study）. J Palliat Med 2020; 23: 1314-22

3) Chen CC, Li CH, Liang JT, et al. Effect of a modified hospital elder life program on delirium and length of hospital stay in patients undergoing abdominal surgery: a cluster randomized clinical trial. JAMA Surg 2017; 152: 827-34

4) Guo Y, Sun L, Li L, et al. Impact of multicomponent, nonpharmacologic interventions on perioperative cortisol and melatonin levels and postoperative delirium in elderly oral cancer patients. Arch Gerontol Geriatr 2016; 62: 112-7

5) Hempenius L, Slaets JP, van Asselt D, et al. Outcomes of a geriatric liaison intervention to prevent the development of postoperative delirium in frail elderly cancer patients: report on a multicentre, randomized, controlled trial. PLoS One 2013; 8: e64834

6) Hempenius L, Slaets JP, van Asselt D, et al. Long term outcomes of a geriatric liaison intervention in frail elderly cancer patients. PLoS One 2016; 11: e0143364

7) Taguchi T, Yano M, Kido Y. Influence of bright light therapy on postoperative patients: a pilot study. Intensive Crit Care Nurs 2007; 23: 289-97

8) Gagnon P, Allard P, Gagnon B, et al. Delirium prevention in terminal cancer: assessment of a multicomponent intervention. Psychooncology 2012; 21: 187-94

9) Ogawa A, Okumura Y, Fujisawa D, et al. Quality of care in hospitalized cancer patients before and after implementation of a systematic prevention program for delirium: the DELTA exploratory trial. Support Care Cancer 2019; 27: 557-65

10) 中川雅裕, 飯田拓也, 福島千尋, 他. 頭頸部マイクロ手術後の安静度と術後せん妄の関係について. 頭頸部癌 2005; 31: 576-80

■参考文献

a) Inouye SK, Bogardus ST Jr, Charpentier PA, et al. A multicomponent intervention to prevent delirium in hospitalized older patients. N Engl J Med 1999; 340: 669-76

b) Inouye SK, Baker DI, Fugal P, et al.; HELP Dissemination Project. Dissemination of the hospital elder life program: implementation, adaptation, and successes. J Am Geriatr Soc 2006; 54: 1492-9

c) Kirk AP, McGlinsey A, Beckett A, et al. Restraint reduction, restraint elimination, and best practice: role of the clinical nurse specialist in patient safety. Clin Nurse Spec 2015; 29: 321-8

d) Owens LD, Koch RW. Understanding quality patient care and the role of the practicing nurse. Nurs Clin North Am 2015; 50: 33-43

表1　臨床疑問1：採用文献の概要

著者	研究デザイン	方法				結果	
		対象	介入	対照	せん妄アウトカム	せん妄の発症率、重症度	その他
Wang, et al. 2020	無作為化比較試験	70歳以上の高齢患者281名（がん患者270名）	術後1日目から術後7日目まで、または退院まで、共通して行う3つの介入と個別的に行う8つの介入で構成される複合的な介入 152名（解析対象）	通常ケア129名（解析対象）	CAM MDAS	発症率：介入群2.6% vs. 対照群19.4%（相対リスク0.14, 95%CI 0.05-0.38）重症度：介入群1.5% vs. 対照群9.6%（P=0.008）	入院から退院までの変化（中央値）ADL：介入群−5 vs. 対照群−20（P<0.001）IADL：介入群−2 vs. 対照群−4（P<0.001）平均在院日数：介入群12.1日 vs. 対照群16.4日（P<0.001）
Hosie, et al. 2020	無作為化比較試験	18歳以上でIV期と診断された進行がん患者65名（Wait list 20名）	6ドメイン36項目で構成される複合的な介入 20名（解析対象）Wait list 20名（解析対象）	通常ケア25名（解析対象）	Nu-DESC DRS-R-98	発症率：対照群32% vs. 介入群20%, Wait list群20%（共にP=0.5）重症度：対照群 中央値16.8（標準偏差12）点 vs. 介入群18.4（8.2）点（P=0.6）, Wait list群18.7（7.8）点（P=0.5）	—
Chen, et al. 2017	無作為化比較試験	65歳以上の高齢患者377名（がん患者345名）	入院から退院まで通常の周術期ケアに加え、看護師が行う3つの介入で構成される複合的な介入 197名（解析対象：主解析196名、副次的解析192名）	通常ケア180名（解析対象：主解析179名、副次的解析176名）	CAM	発症率：介入群6.6% vs. 対照群15.1%（P=0.008）	入院期間（中央値）：介入群12日 vs. 対照群14日（P=0.04）
Guo, et al. 2016	無作為化比較試験	高齢口腔がん患者182名	術前の通常ケアに加え術後せん妄のリスク因子に対する非薬物療法による複合的な介入 91名（解析対象81名）	通常ケア91名（解析対象79名）	RASS CAM-ICU	発症率：介入群15% vs. 対照群31%（P=0.006）	尿中メラトニン値：介入群9.59±6.04 vs. 対照群7.13±4.63（P=0.004）尿中コルチゾール値：介入群6.34±3.79 vs. 対照群9.92±6.56（P<0.001）
Hempenius, et al. 2013	無作為化比較試験	65歳以上の高齢がん患者297名	術前から老年の専門家チーム（老年内科医師、老年看護を専門とする看護師）による複合的な介入 148名（解析対象127名）	通常ケア149名（解析対象133名）	DOS DRS-R-98	発症率：介入群9.4% vs. 対照群14.3%（オッズ比0.63, 95%CI 0.29-1.35）重症度：介入群 中央値9（範囲5～30）点 vs. 15（5～29）点（P=0.23）	術後合併症：介入群33.1% vs. 対照群28.6%（オッズ比1.24, 95%CI 0.73-2.10）死亡率：介入群7.9% vs. 対照群3.0%（オッズ比2.76, 95%CI 0.84-9.03）など

III章 臨床疑問

（つづく）

表 1　臨床疑問 1：採用文献の概要（つづき）

著者	研究デザイン	対象	方法			結果	
			介入	対照	せん妄ケアアウトカム	せん妄の発症率, 重症度	その他
Hempenius, et al. 2016（Hempenius, et al. 2013 の追跡調査）	同上	同上	同上	同上	同上	—	術後 3 カ月において、死亡率：介入群 13.4% vs. 対照群 6.8%（オッズ比 2.13, 95%CI 0.91-4.97）再入院率：介入群 22.9% vs. 対照群 18.3%（オッズ比 1.32, 95%CI 0.69-2.53）など
Taguchi, et al. 2007	無作為化比較試験	食道がん患者 15 名	術後 2～5 日目：午前中の 2 時間、5,000 lx の光を照射 8 名（解析対象 6 名）	通常ケア 照明環境が 600 lx または 1,000 lx の集中治療室 個室 7 名（解析対象 5 名）	NEECHAM Confusion Scale	発症率：人工呼吸器離脱後 3 日目 朝 介入群 27 点 vs. 対照群 21 点（P=0.014）	離床開始日：介入群 5.5±1 日 vs. 対照群 7.6±2.5 日（有意差なし）術後 4～5 日目の夜間活動時間：介入群 4 時間から 2 時間に減少 vs. 対照群 3 時間（有意差なし）
Gagnon, et al. 2012	非無作為化比較試験	終末期がん患者 1,516 名	医療者と患者、家族にせん妄予防を目的とした複合的な介入 674 名（解析対象）	通常ケア 842 名（解析対象）	CRS	発症率：介入群 49.1% vs. 対照群 43.9%（P=0.66）重症度：介入群 1.83±0.71 vs. 対照群 1.92±0.76（P=0.06）	—
Ogawa, et al. 2019	後ろ向き観察研究	入院がん患者 7,977 名	多職種せん妄対応プログラム せん妄に関する 6 つの要素で構成（看護師、医師、薬剤師への教育、リスク因子のスクリーニング、リスクとなる薬剤の見直し、発症予防を目的とした介入、評価スケジュール、治療）導入前 4,180 名、導入後 3,797 名		診療録をもとにした CAM 評価	発症率：導入前 7.1% vs. 導入後 4.3%（オッズ比 0.5, 95%CI 0.42-0.64）	ベンゾジアゼピン系薬処方：導入前 28.8% vs. 24.0%（オッズ比 0.79, 95%CI 0.71-0.87）抗精神病薬処方：導入前 15.2% vs. 20.8%（オッズ比 1.50, 95%CI 1.33-1.69）日常生活自立度：導入前 93.0% vs. 95.9%（オッズ比 1.94, 95%CI 1.11-3.38）

（つづく）

表 1　臨床疑問 1：採用文献の概要（つづき）

| 著者 | 研究デザイン | 対象 | 方法 | | | 結果 | | |
			介入	対照	せん妄アウトカム	せん妄の発症率、重症度	その他
中川ら. 2005	観察研究	頭頸部再建手術を行った患者 102 名	2002 年 9 月～2003 年 9 月：集中治療室管理 2 日、術後 2 日目からベッドアップ可、術後 3～5 日目で歩行可・頸部安静解除 2003 年 10 月～2004 年 9 月：集中治療室管理 1 日、術後 1 日目より端座位可、術後 2 日目車いす可、術後 3 日目安静解除 2004 年 10 月以降：集中治療室管理 1 日、術後 1 日目より端座位可・車いす可・頸部安静解除、術後 2 日目歩行可	ICD-10	2002 年 9 月～2003 年 9 月（集中治療室 2 泊）：30～45% 2003 年 10 月～2004 年 9 月（集中治療室 1 泊）：20～30% 2004 年 10 月以降：10%以下	インシデント（自己抜管、転倒、褥瘡、腰痛）の発生件数：経年的に減少 せん妄の発症と高齢者で関連あり

Ⅲ章

臨床疑問

臨床疑問2

がん患者に対して，せん妄の発症予防を目的に抗精神病薬を投与することは推奨されるか？

▶推奨文

がん患者に対して，せん妄の発症予防を目的に抗精神病薬を投与しないことを提案する。

■推奨の強さ：2（弱い）
■エビデンスの確実性（強さ）：C（弱い）

[採用文献の概要]

　本臨床疑問に関する，がん患者を対象とした臨床研究としては，無作為化比較試験が1件，観察研究*が1件あった。

　Khan ら[1]は，がんセンターにて胸部外科手術を受ける18歳以上の患者135名を対象に，ハロペリドール静脈注射（手術直後より，0.5 mg/回，3回/日，計11回）が，プラセボと比較して術後せん妄の発症を改善するかを二重盲検無作為化比較試験によって検討した。その結果，ハロペリドール群とプラセボ群で術後せん妄の発症に有意差を認めなかった（22.1% vs. 28.4%）。また，入院期間中の死亡は，両群ともに発生せず，錐体外路症状の発症は両群とも極めて少なく，両群間に有意差を認めなかった。

　有井ら[2]は，緩和ケア病棟に入院した終末期がん患者129名を対象に，ハロペリドール液の経口投与（0.5〜10 mg/日，平均値・中央値2.0 mg/日）を行った患者と行わなかった患者で，せん妄発症に差があるかを後ろ向き観察研究で検討した。その結果，ハロペリドール投与例と非投与例でせん妄の発症割合に有意差を認めなかった（34.6% vs. 39.0%）。なお，ハロペリドール液の予防投与の理由は，不眠が38%，嘔気が25%，不安が15%，全身倦怠感が10%，不穏が6%であった。錐体外路症状について，詳細は記されていないが，予防投与群における少数例の発症を報告している。

[解　説]

　抗精神病薬の予防投与は，プラセボ対照二重盲検無作為化比較試験[1]で，がん患者の術後せん妄の発症割合を減らすことができなかった。また後ろ向き観察研究[2]による，がん患者の緩和ケア病棟におけるせん妄発症予防効果の探索的検討においても，有効性は否定的であった。両研究ともに，介入群でせん妄発症頻度は下がったが有意な差はなく，プラセボ対照二重盲検無作為化比較試験で臨床的に意味のある差として設計された，リスク比0.5，リスク差25%は達成できなかった。抗精神病薬は，がん

＊本ガイドラインでは，横断的観察研究，後ろ向き観察研究，前向き観察研究，非対照試験（無作為化比較試験の単アーム利用も含む）を観察研究と定義した。

患者のせん妄予防において，小さな効果量を示すことはあっても，臨床的に有用な効果量が望めないことが示唆される。また，プラセボ対照二重盲検無作為化比較試験で，副次的に評価されたせん妄の重症度においても，抗精神病薬投与は有効性を示さず，発症割合同様に，抗精神病薬のせん妄予防効果が否定されている。なお，がん患者・非がん患者の区別なく，抗精神病薬全般のせん妄予防効果を検討したメタアナリシスでは，抗精神病薬の有効性が否定されている[a]。一方で，各薬物療法のせん妄予防効果を検討したネットワークメタアナリシスでは，オランザピン，リスペリドンがプラセボに比べ有意なせん妄予防効果を示しており，非定型抗精神病薬に，せん妄予防薬としての可能性がある[b]。

　安全性に関しては，プラセボ対照二重盲検無作為化比較試験[1]で，術後せん妄予防における抗精神病薬投与は，死亡と錐体外路症状の発症を増加させなかった。しかし，対象例が少なく135例中の探索的結果であることから，死亡と錐体外路症状の発症について，著しく増加しない可能性を示唆するにとどまる。また，後ろ向き観察研究[2]にて，緩和ケア病棟における抗精神病薬の事前投与群において，少数例の錐体外路症状発症を報告しており，せん妄の発症予防を目的とした抗精神病薬の投与が錐体外路症状を増やす可能性は否定できない。他に，重要なアウトカムとして採用した「転倒・転落の発生」については，がん患者に対してせん妄の発症予防を目的に抗精神病薬を投与した研究のなかで，発症頻度を評価した研究はなかった。

　したがって，がん患者に対して，手術後においても，緩和ケア病棟においても，せん妄の発症予防を目的に抗精神病薬を投与することは，臨床的に意味のある有効性を示さず，十分な安全性の根拠がない。予防投与は，介入を行わなくとも発症しない健常者を副作用の危険にさらす可能性を潜在的に有することを考慮し，本ガイドラインでは，がん患者に対して，せん妄の発症予防を目的に抗精神病薬を投与しないことを提案する。ただし，今回のシステマティックレビューでは，定型抗精神病薬のハロペリドールを扱った研究のみが検出されたため，非定型抗精神病薬についてその結果を外挿することは難しく，解釈には注意を要する。

⇒臨床の手引き（P130），総論（P37）参照

（北浦祐一，貞廣良一，吉村匡史）

■文　献

1) Khan BA, Perkins AJ, Campbell NL, et al. Preventing postoperative delirium after major noncardiac thoracic surgery-a randomized clinical trial. J Am Geriatr Soc 2018; 66: 2289-97
2) 有井一郎，吉田一生，濱元泰子，他. 終末期がん患者のせん妄　緩和ケア病棟での経験より. 総病精医 2004; 16: 271-7

■参考文献

a) León-Salas B, Trujillo-Martín MM, Del Castillo LPM, et al. Pharmacologic interventions for prevention of delirium in hospitalized older people: A meta-analysis. Arch Gerontol Geriatr 2020; 90: 104171
b) Wu YC, Tseng PT, Tu YK, et al. Association of delirium response and safety of pharmacological interventions for the management and prevention of delirium: A network meta-analysis. JAMA Psychiatry 2019; 76: 526-35

表2 臨床疑問2：採用文献の概要

著者	研究デザイン	対象	方法				結果	
			介入	対照	共介入	せん妄アウトカム	せん妄発症率	その他
Khan, et al. 2018	無作為化比較試験	胸部外科手術を受けるがん患者135名，年齢中央値60歳	ハロペリドール静脈注射（手術直後より0.5 mg/回，3回/日，計11回），68名	プラセボ静脈注射（手術直後より3回/日，計11回），67名	疼痛コントロール，焦燥コントロール，せん妄コントロール（非薬物療法：見当識確認・眼鏡や補聴器の使用，睡眠療法の確保，薬物療法：告知下の抗精神病薬の使用）は固定した方法で実施	CAM-ICU 1日2回評価（9:00〜11:00 AM, 3:00〜5:00 PM）	介入群22.1% vs. 対照群28.4%，リスク比0.778（0.433-1.399）	以下の副次的評価項目に対して，有意差なし：せん妄発症までの期間，せん妄の日数，せん妄の重症度推移，集中治療室滞在期間，入院期間，死亡，錐体外路症状　認知機能：プラセボ群でのみ，手術後に有意な改善が認められた（介入群RBANS中央値6 vs. プラセボ群RBANS中央値−9.25）。
有井ら．2004	後ろ向き観察研究	緩和ケア病棟に入院するがん患者129名，平均年齢69.6歳	ハロペリドールの経口投与（0.5〜10 mg/日，平均値・中央値2.0 mg/日），52名	通常ケア，77名	なし	精神科医によるDSM-IVを用いた診断	介入群34.6% vs. 対照群39.0%，リスク比0.888（0.557-1.417）	ハロペリドールを2 mg/日より多く投与した例では，せん妄の発症割合が17%にとどまった。せん妄の改善率については有意差はないが，介入群の方が高い改善率を示した。［介入群33%（6例）/18例）vs. 対照群20%（6例/30例）］

臨床疑問（背景疑問）3

がん患者のせん妄には，どのような評価方法があるか？

▶ **推奨文**

がん患者におけるせん妄のスクリーニング尺度としては Nu-DESC，DOS などの報告はあるが，推奨できる特定の尺度は挙げられない。同定方法として CAM，MDAS，DRS-R-98，CCS，ADS などの報告はあるが，推奨できる特定の尺度は挙げられない。サブタイプの診断方法としては DMS が挙げられる。重症度評価尺度としては一般的には MDAS や DRS-R-98 が，特に身体的に重篤な患者においては CCS，ADS が挙げられる。

［採用文献の概要］

　本臨床疑問に関する臨床研究としては，がん患者を対象とした観察研究*が 13 件，緩和ケアを受けている患者を対象としたシステマティックレビューが 1 件あった。緩和ケアを受けている患者を対象としたシステマティックレビューに関しては，対象となった文献すべてでがん患者が 80％以上を占めていたため採用した。

　以下では，当該論文における尺度の使用目的によって，スクリーニングのための尺度，同定のための尺度，サブタイプの診断のための尺度，重症度評価のための尺度の 4 つに分けて文献の概要について記述する。

1）スクリーニングのための尺度

　de la Cruz ら[1]は，他の無作為化比較試験の参加者のうち，死亡 7 日前に Memorial Delirium Assessment Scale（MDAS）[2]，介護者による Nu-DESC[a]，Richmond Agitation-Sedation Scale（RASS）などの臨床評価を行った 78 名のホスピスに入院している終末期がん患者を対象に，後ろ向きにせん妄の頻度と重症度を評価し，同時に Nu-DESC の有用性について後ろ向き観察研究によって評価した。MDAS で 7/6 をカットオフ値として 34 名（44％）がせん妄と診断され，介護者による Nu-DESC の感度は 35％，特異度は 80％，陽性的中率 58％，陰性的中率 61％であった。なお，78 名のうち 2 名（2.5％）のみが RASS 1 点であり，その他は 0 点以下であった。

　櫻井ら[3]はせん妄，うつ，認知症を同時にスクリーニングするツール（Delirium Depression Dementia Screening Tool：3DST）を開発し，57 名の緩和ケア病棟入院中のがん患者を対象に，看護師による 3DST，精神腫瘍医による Diagnostic and Statistical Manual of Mental Disorders，4th Edition（DSM-Ⅳ）に基づく半構造化面接を行い，感度，特異度を前向き観察研究によって評価した。せん妄については感度 53％，特異度 95％，陽性的中率 80％，陰性的中率 85％であった。

＊本ガイドラインでは，横断的観察研究，後ろ向き観察研究，前向き観察研究，非対照試験（無作為化比較試験の単アーム利用も含む）を観察研究と定義した。

　Neefjes ら[4]は他の無作為化比較試験の一部として，6つの施設で入院中の18歳以上の進行がん患者を対象に，看護師が入院時とその後の1日に3回，さらに2週間おきにDOS[b]を施行した。DOS 3点以上（陽性）の患者（93名）に対して3点未満（陰性）の患者（1,244名）から1名を無作為に割り付けし，Delirium Rating Scale Revised 98（DRS-R-98）[c]によりせん妄を評価し，DOSのスクリーニングのための尺度としての信頼性について前向き観察研究によって検討した。DOS 陽性93名，DOS 陰性94名について解析を行い，感度＞99.9％，特異度99.6％，陽性的中率94.6％，陰性的中率＞99.9％であった。DOSの得点が高い群ではDRS-R-98の得点も高かった。

2）同定のための尺度

　Breitbart ら[2]はせん妄の重症度評価のための尺度としてMDASを開発したが，同時に同定のための尺度としても評価を行った。33名の腫瘍内科病棟に入院しているがん患者を対象に，2名の精神科医によるMDAS，DSM-Ⅲ-R および DSM-Ⅳ試案の診断基準に基づく評価を行い，妥当性を前向き観察研究によって評価した。Cronbach の α 係数は0.91であった。内的妥当性の評価では，2名の評価者によるMDAS点数の相関係数は0.92であった。カットオフ値を13/12とした場合に最も診断能が高く，感度70.59％，特異度93.75％，陽性的中率92.3％，陰性的中率75.0％であった。しかし，腫瘍内科病棟に入院しDSM-Ⅳでせん妄の診断基準を満たす48名のがん患者および3名の後天性免疫不全症候群患者を対象に行った研究では，13/12のカットオフ値では中等度から重度のせん妄を正しく弁別できたが，軽度のせん妄については1名を除いて正しく弁別できなかった。軽度のせん妄のうち，9名（39％）は10～13点，13名（56％）は8～9点であった。

　Lawlor ら[5]は上記の結果を踏まえ，104名の緩和ケア病棟に入院となったがん患者を対象に，72時間毎にDSM-Ⅳに基づく半構造化面接，MDASを施行し，同定のための尺度としてのMDASの信頼係数，妥当性を前向き観察研究によって検討した。延べ330回の観察データを基に感度，特異度を算出したところ，感度97％，特異度95％，陽性尤度比19.4（カットオフ値7/6）であった。

　Grassi ら[6]は腫瘍内科病棟あるいは緩和ケア病棟に入院し，精神科あるいは緩和ケア病棟へ診療依頼があった105名を対象に，DSM-Ⅲ-R および CAM[d]を用いてせん妄の診断を行うとともに，DRS[e]，MDASを施行し，その同定のための尺度としての妥当性について前向き観察研究によって評価を行った。DRS は10/9をカットオフ値とした場合に感度95％，特異度61％，MDAS は13/12をカットオフ値とした場合に感度68％，特異度94％であった。

　Bosisio ら[7]は前述のGrassi らと同じデータセットを用いて，MDAS，DRS の各項目，「主観的な混乱」のせん妄の有無の弁別能（せん妄の有無によってスコアが統計学的に有意に異なるかどうか）を前向き観察研究によって評価した。MDAS はせん妄群と非せん妄群の間ですべての質問項目の点数分布が有意に異なっていたのに対して，DRS ではせん妄群と非せん妄群の間で幻覚と気分の不安定性に関する質問項目の点数分布に有意差を認めなかった。「主観的な混乱」も部分的な弁別能を示すのみであった。

　Barahona ら[8]は MDAS スペイン語版についてせん妄同定のための尺度としての妥当性を前向き観察研究によって検証した。67 名の 18 歳以上の緩和ケア病棟に入院となった進行がん患者を対象に，CAM と MDAS を施行し，カットオフ値 7/6 で最も診断能が高く，感度 92.6％，特異度 71.8％，陽性的中率 70.1％，陰性的中率 99.3％であった。

　Kang ら[9]は MDAS の韓国語版を開発し，102 名の緩和ケア病棟に入院している成人進行がん患者を対象に，MDAS のせん妄同定のための尺度としての妥当性について前向き観察研究によって検討を行い，9/8 をカットオフ値とした際に最も診断能が高く，感度は 95.8％，特異度は 92.1％，陽性的中率は 79.3％，陰性的中率は 98.6％であった。

　Ryan ら[10]は，精神科を専門としない医師による CAM の施行について，同定のための尺度としての信頼性を精神科医による評価，DRS-R-98，Cognitive Test for Delirium（CTD），MDAS による評価を基準として前向き観察研究によって評価した。パイロットスタディでは，32 名の緩和ケア病棟に入院した患者（うち 30 名ががん患者）を対象に，精神科の専門でない医師が 1 時間のトレーニングを受けて CAM を実施し，感度は 50％，特異度は 100％であった。本試験では 52 名の緩和ケア病棟に入院した患者（うち 46 名ががん患者）を対象に，評価者は症例に基づく学習を含めた 1 時間のトレーニングを 2 回受けたうえで CAM を実施し，感度は 88％，特異度は 100％であった。

3）サブタイプの診断のための尺度

　せん妄は，その精神運動性によって，過活動型，低活動型，混合型に分けられる。これまで複数の精神運動性に関する診断基準が作成されてきたが，確立されたものはなかった。Meagher ら[11]は既存の診断基準を包括した Delirium Motoric Checklist（DMS）を作成した。そして緩和ケア病棟に入院し，DSM-Ⅳ でせん妄と診断された 100 名のがん患者を対象として，精神科医が DRS-R-98[a]の 2 項目を用いて精神運動性を評価するとともに，看護師が DMS を施行し，因子分析などを用いて DMS のどの項目がせん妄の精神運動性に関連があるかを前向き観察研究によって検討した。その結果から，過活動型は身体的運動量の増加，活動コントロールの喪失，落ち着きのなさ，徘徊の 4 項目のうちの 2 項目以上，低活動型は活動量の低下，行動の速さの減弱，周囲に関する認識の減少，会話量の減弱，会話の速さの減弱，覚醒度の減弱/引きこもり，無関心の 7 項目のうちの 2 つ以上（うち，活動量の低下または行動の速さの減弱が必須）と診断基準を整理した。

4）重症度評価のための尺度

　Breitbart ら[2]はせん妄の重症度評価尺度として MDAS を開発し，33 名の腫瘍内科病棟に入院しているがん患者を対象に，2 名の精神科医による MDAS，DSM-Ⅲ-R および DSM-Ⅳ 試案の診断基準に基づく評価を行い，妥当性を前向き観察研究によって評価した。Cronbach の α 係数は 0.91 であった。内的妥当性の評価では，2 名の評価者による MDAS 点数の相関係数は 0.92 であった。また，せん妄群とせん妄でない認知障害群，せん妄以外の精神疾患群で MDAS の点数に有意差を認めた。また，腫瘍内科病

棟に入院しDSM-Ⅳでせん妄の診断基準を満たす48名のがん患者および3名の後天性免疫不全症候群患者を対象に，MDAS，DRS，Mini-Mental State Examination（MMSE），臨床家による総括評価を行い，外的妥当性を前向き観察研究によって評価したところ，各評価と高い相関を認めた。またMDASの点数と臨床家による重症度評価には共分散分析にて有意な関連を認めた。

Nogueraら[12]は前述のMDASのスペイン語版の開発に関する論文で，重症度評価のための尺度としての信頼性と妥当性も検討しており，Cronbachのα係数，評価者間の級内相関係数，DRS-R-98との相関係数，MMSEとの相関係数，反応性の評価としての72時間後のMDASとDRS-R-98の変化量の相関係数，MMSEの変化量との相関係数はいずれも高い値を示した。

Kangら[9]は前述のMDASの韓国語版の開発に関する論文で，重症度評価のための尺度としての妥当性を検討しており，Cronbachのα係数，DRS-R-98との相関係数，MDASの総得点の評価者間の相関係数は高い値を示した。

Moritaら[13]はDRSやMDASについて，評価にあたって患者の協力が必要となるために身体的に重篤な患者において実施することが困難であること，反復評価に適さないこと，過活動型のせん妄と低活動型のせん妄を同一の尺度で評価しているために臨床的に意義がある評価となりにくいこと，などの問題点を指摘した。そのうえで，これらの問題点を克服した評価尺度としてCommunication Capacity Scale（CCS）とAgitation Distress Scale（ADS）を開発した。DSM-Ⅳで診断された30名のせん妄を有する終末期がん患者を対象に，CCS，ADS，MDAS，DRSなどを実施し，重症度評価尺度としての信頼性，妥当性を前向き観察研究によって検討した。Cronbachのα係数はCCSで0.96，ADSで0.91であり，外的妥当性に関してはCCSではMDAS総得点，Sedation Scale，MDASとDRSの認知機能に関連する項目の合計点と相関を認め，ADSではMDASとDRSの興奮に関する項目の総得点と強い相関がみられた。

5）システマティックレビュー

Leonardら[14]は緩和ケア領域におけるせん妄の評価尺度に関する研究について，システマティックレビューを行った。1990年から2012年に発表された英文論文を検索した結果，26の評価尺度が同定され，そのうち，緩和ケア領域での妥当性が検証された評価尺度としてはCAM，MDAS，Bedside Confusion Scale（BCS）[f]，CCS，ADSがあることを明らかにした。また使用目的，利用しやすさ，信頼性・妥当性の検証，緩和ケア領域における使用の適切性などの観点から検討した結果，簡便なスクリーニング法としてはCAM，Nu-DESC，Single Question in Delirium（SQiD）[g]を，重症度評価尺度としてはMDAS，DRS-R-98が適切であると結論づけた。

［解 説］

本項目ではせん妄の評価方法について言及しているが，スクリーニング，診断，重症度評価などの複数の意味をもちうる。そのため，本稿では「診断」は現状のゴールドスタンダードと思われるDSMに基づくせん妄の有無の評価，「同定」はゴールドス

タンダードには至らないものの診断に準ずる形でのせん妄の有無の評価，として用語を使い分けることとする。各尺度の詳細については臨床の手引き，総論をご参照いただきたい。

　がん患者におけるせん妄評価に関する研究の多くにおいて，その診断根拠としてDSM が用いられている。なお，既存研究では DSM-Ⅳが使用されてきたが，2013 年にDSM-5 へと改訂された。Meagher ら[h]は過去の研究で得られた DSM-Ⅳせん妄診断とDRS-R-98 を含む複数のデータベースを統合し，DRS-R-98 のデータを用いて厳格に（strict）適用する場合と寛容に（relaxed）適用する場合の 2 通りの方法で DSM-5 診断を模倣し，そのうえで DSM-Ⅳ診断とどの程度一致するかを検討した。その結果，DSM-5 の診断基準を寛容に適用した場合，DSM-Ⅳと高い一致度を示すことを報告した。

　看護師や介護者によるせん妄のスクリーニングを目的として Nu-DESC や DOS といった尺度が開発され，がん患者に対しても検証されている。Nu-DESC については十分な感度，特異度があるとは言い難いが，終末期の患者を対象にしていること，せん妄患者のほとんどが低活動型せん妄であったと想定されることを考慮すると，さらなる検証の余地があると思われる。DOS については高い感度，特異度が報告されている。なお，Nu-DESC，DOS，SQiD については，日本語版の信頼性・妥当性の検証がなされていない。

　複数の研究が MDAS や DRS がせん妄の同定に利用できるかを検証しているが，十分な感度，特異度を報告している研究もそうではない研究もあり，その有用性については確立されているとは言い難い。

　せん妄の精神運動性の分類方法としては，Meagher ら[11]の診断方法が現時点では最も確立されたものである。

　重症度評価尺度として，最も妥当性が検証されているのはこの MDAS と DRS-R-98であり，また日本語版の信頼性・妥当性の検証もなされている[i,j]。一方で Morita ら[13]も指摘するように，MDAS や DRS は複雑な尺度であり，身体的に重篤な患者に適用することは難しいことが多い。またそれらの使用にあたってはトレーニングを受けることが望ましい。CCS，ADS はこれらの問題点を克服した尺度として開発されたが，重症度が検討された研究のサンプルサイズは小さいこと，診断やスクリーニングに関する有用性は確立されておらず，さらなる検証が必要である。

　なお Wong ら[k]は，（がん患者に限らない）せん妄における評価尺度のシステマティックレビューを行った。尺度の簡便さ，信頼性・妥当性の結果，診断に関する尤度比の大きさなどから，せん妄を同定するための評価尺度としては CAM が最も推奨されると結論づけている。今回のシステマティックレビューでは，がん患者におけるCAM の有用性を検証した研究が 1 件あり，事前に十分なトレーニングを受けることができれば，がん患者においてもせん妄の同定方法として有用である可能性がある。渡邉[l]は CAM の日本語版を開発し，54 名の大腿骨頸部骨折患者を対象にせん妄を同定するための尺度としての評価を行い，DSM-Ⅳに基づく診断を基準として感度83.3％，特異度97.6％，陽性予測値90.9％，陰性予測値95.2％であったと報告している。一方，

Nishimura ら[m)]は心臓外科手術後に集中治療室に入室した31名の患者を対象に、のべ110回の CAM-ICU による評価を行い、DSM-Ⅳに基づく精神科医の診断を基準としたせん妄の診断能について評価したところ、感度38%、特異度100%であり、海外の文献と比較して著明に感度が低い結果となっており、国内でのさらなる評価が必要である。また、海外ではより簡便にせん妄の同定が可能な the 3-Minute Diagnostic Assessment for Delirium using the CAM algorithm（3D-CAM）[n)]も開発されているが、日本語版についての開発、検証はまだ行われておらず、今後の課題である。

したがって、本ガイドラインでは、①スクリーニングのための尺度として、推奨できる特定の評価尺度を挙げられない、②せん妄同定のための尺度として、推奨できる特定の評価尺度を挙げられない、③がん患者におけるせん妄のサブタイプの診断のための尺度としては DMS が挙げられる、④重症度評価のための尺度としては MDAS、DRS-R-98 が、特に身体的に重篤な患者においては CCS、ADS が挙げられる。
⇒臨床の手引き（P130）、総論（P20）参照

（稲田修士、菅野康二）

▌文　献

1) de la Cruz M, Noguera A, San Miguel-Arregui MT, et al. Delirium, agitation, and symptom distress within the final seven days of life among cancer patients receiving hospice care. Palliat Support Care 2015; 13: 211-6

2) Breitbart W, Rosenfeld B, Roth A, et al. The Memorial Delirium Assessment Scale. J Pain Symptom Manage 1997; 13: 128-37

3) 櫻井宏樹, 保坂隆, 後藤朝香, 他. せん妄, うつ, 認知症を同時にスクリーニングするツールの開発. がん看護 2014; 19: 434-9

4) Neefjes ECW, van der Vorst MJDL, Boddaert MSA, et al. Accuracy of the Delirium Observational Screening Scale（DOS）as a screening tool for delirium in patients with advanced cancer. BMC Cancer 2019; 19: 160

5) Lawlor PG, Nekolaichuk C, Gagnon B, et al. Clinical utility, factor analysis, and further validation of the memorial delirium assessment scale in patients with advanced cancer: assessing delirium in advanced cancer. Cancer 2000; 88: 2859-67

6) Grassi L, Caraceni A, Beltrami E, et al. Assessing delirium in cancer patients: the Italian versions of the Delirium Rating Scale and the Memorial Delirium Assessment Scale. J Pain Symptom Manage 2001; 21: 59-68

7) Bosisio M, Caraceni A, Grassi L; Italian Delirium Study Group. Phenomenology of delirium in cancer patients, as described by the Memorial Delirium Assessment Scale（MDAS）and the Delirium Rating Scale（DRS）. Psychosomatics 2006; 47: 471-8

8) Barahona E, Pinhao R, Galindo V, et al. The diagnostic sensitivity of the memorial delirium assessment scale-Spanish version. J Pain Symptom Manage 2018; 55: 968-72

9) Kang B, Kim YJ, Suh SW, et al. Delirium and its consequences in the specialized palliative care unit: validation of the Korean version of Memorial Delirium Assessment Scale. Psychooncology 2019; 28: 160-6

10) Ryan K, Leonard M, Guerin S, et al. Validation of the confusion assessment method in the palliative care setting. Palliat Med 2009; 23: 40-5

11) Meagher D, Moran M, Raju B, et al. A new data-based motor subtype schema for delirium. J Neuropsychiatry Clin Neurosci 2008; 20: 185-93

12) Noguera A, Carvajal A, Alonso-Babarro A, et al. First Spanish version of the Memorial Delirium Assessment Scale: psychometric properties, responsiveness, and factor loadings. J Pain Symptom Manage 2014; 47: 189-97

13）Morita T, Tsunoda J, Inoue S, et al. Communication Capacity Scale and Agitation Distress Scale to measure the severity of delirium in terminally ill cancer patients: a validation study. Palliat Med 2001; 15: 197-206

14）Leonard MM, Nekolaichuk C, Meagher DJ, et al. Practical assessment of delirium in palliative care. J Pain Symptom Manage 2014; 48: 176-90

▋参考文献

a）Gaudreau JD, Gagnon P, Harel F, et al. Fast, systematic, and continuous delirium assessment in hospitalized patients: the nursing delirium screening scale. J Pain Symptom Manage 2005; 29: 368-75

b）Detroyer E, Clement PM, Baeten N, et al. Detection of delirium in palliative care unit patients: a prospective descriptive study of the Delirium Observation Screening Scale administered by bedside nurses. Palliat Med 2014; 28: 79-86

c）Trzepacz PT, Mittal D, Torres R, et al. Validation of the Delirium Rating Scale-revised-98: comparison with the delirium rating scale and the cognitive test for delirium. J Neuropsychiatry Clin Neurosci 2001; 13: 229-42

d）Inouye SK, van Dyck CH, Alessi CA, et al. Clarifying confusion: the confusion assessment method. A new method for detection of delirium. Ann Intern Med 1990; 113: 941-8

e）Trzepacz PT, Baker RW, Greenhouse J. A symptom rating scale for delirium. Psychiatry Res 1988; 23: 89-97

f）Sarhill N, Walsh D, Nelson KA, et al. Assessment of delirium in advanced cancer: the use of the bedside confusion scale. Am J Hosp Palliat Care 2001; 18: 335-41

g）Sands MB, Dantoc BP, Hartshorn A, et al. Single Question in Delirium（SQiD）: testing its efficacy against psychiatrist interview, the Confusion Assessment Method and the Memorial Delirium Assessment Scale. Palliat Med 2010; 24: 561-5

h）Meagher DJ, Morandi A, Inouye SK, et al. Concordance between DSM-IV and DSM-5 criteria for delirium diagnosis in a pooled database of 768 prospectively evaluated patients using the delirium rating scale-revised-98. BMC Med 2014; 12: 164

i）Matsuoka Y, Miyake Y, Arakaki H, et al. Clinical utility and validation of the Japanese version of Memorial Delirium Assessment Scale in a psychogeriatric inpatient setting. Gen Hosp Psychiatry 2001; 23: 36-40

j）Kato M, Kishi Y, Okuyama T, et al. Japanese version of the Delirium Rating Scale, Revised-98（DRS-R98-J）: reliability and validity. Psychosomatics 2010; 51: 425-31

k）Wong CL, Holroyd-Leduc J, Simel DL, et al. Does this patient have delirium?: value of bedside instruments. JAMA 2010; 304: 779-86

l）渡邉明．The Confusion Assessment Method（CAM）日本語版の妥当性．総病精医 2013; 25: 165-70

m）Nishimura K, Yokoyama K, Yamauchi N, et al.; TMAD investigators. Sensitivity and specificity of the Confusion Assessment Method for the Intensive Care Unit（CAM-ICU）and the Intensive Care Delirium Screening Checklist（ICDSC）for detecting post-cardiac surgery delirium: a single-center study in Japan. Heart Lung 2016; 45: 15-20

n）Marcantonio ER, Ngo LH, O'Connor M, et al. 3D-CAM: derivation and validation of a 3-minute diagnostic interview for CAM-defined delirium: a cross-sectional diagnostic test study. Ann Intern Med 2014; 161: 554-61

表 3　臨床疑問 3：採用文献の概要

文献	研究デザイン	対象	評価した尺度	せん妄の診断方法	結果
◆スクリーニングのための尺度					
櫻井ら. 2014	前向き観察研究	緩和ケア病棟入院中のがん患者 57 名	せん妄、うつ、認知症を同時にスクリーニングするツール (3DST)	DSM-IV	せん妄については感度 53%、特異度 95%、陽性的中率 80%、陰性的中率 85% であった。
de la Cruz, et al. 2015	後ろ向き観察研究	ホスピスに入院している終末期がん患者 78 名	介護者が実施した Nu-DESC	MDAS (カットオフ値 7/6)	34 名 (44%) がせん妄と診断され、介護者による Nu-DESC の感度は 35%、特異度は 80%、陽性的中率 58%、陰性的中率 61% であった。78 名中 2 名 (2.5%) のみが RASS 1 点であった。
Neefjes, et al. 2019	前向き観察研究	6 つの施設で入院した 18 歳以上の進行がん患者 DOS 陽性 93 名、陰性 94 名	DOS	DRS-R-98	DOS 陽性 93 名、陰性 94 名について解析を行い、感度 >99.9%、陽性的中率 99.6%、陰性的中率 94.6%、特異度 >99.9% であった。DOS の得点が高い群では DRS-R-98 の得点も高かった。
◆同定のための尺度					
Breitbart, et al. 1997	前向き観察研究	Study 1 入院がん患者 33 名	MDAS	Study 1 DSM-Ⅲ-R DSM-Ⅳ試案	Study 1：Cronbach の α 係数は 0.91。2 名の評価者による MDAS 点数の相関係数は 0.92。カットオフ値を 13/12 とした場合最も診断能が高く、感度 70.59%、特異度 93.75%、陽性的中率 92.3%、陰性的中率 75.0%。
		Study 2 せん妄のある入院患者 51 名 (がん患者 48 名)		Study 2 DSM-Ⅳ MDAS, DRS, MMSE, 臨床家による総括評価	Study 2：13/12 のカットオフ値では中等度から重度のせん妄を正しく弁別できたが、軽度のせん妄については 1 名を除いて弁別できなかった。軽度のせん妄のうち、9 名 (39%) は 10〜13 点、13 名 (56%) は 8〜9 点であった。
Lawlor, et al. 2000	前向き観察研究	緩和ケア病棟に入院となったがん患者 104 名	MDAS	DSM-Ⅳ MMSE	DSM-Ⅳ では 74 名がせん妄と診断。Full の MDAS は 330 回施行され、カットオフ値を 7/6 としたとき感度 97%、特異度 95% であった。
Glassi, et al. 2001	前向き観察研究	イタリアの 6 つの施設に入院するがん患者 105 名	DRS MDAS	DSM-Ⅲ-R CAM	DRS (カットオフ値 10/9) は感度 95%、特異度 61%、MDAS (カットオフ値 13/12) は感度 68%、特異度 94% であった。
Bosisio, et al. 2006	前向き観察研究	イタリアの 6 つの施設に入院するがん患者 105 名	MDAS DRS [主観的な混乱]	CAM	MDAS, DRS の各質問の弁別能を評価。MDAS は各項目の弁別能が高いのに比して、DRS では幻覚、気分の不安定性の項目で弁別能が低かった。[主観的な混乱] も十分な弁別能を示さなかった。

（つづく）

表3　臨床疑問3：採用文献の概要（つづき）

文献	研究デザイン	対象	評価した尺度	せん妄の診断方法	結果
Barahona, et al. 2018	前向き観察研究	13歳以上の進行がん患者67名	MDAS スペイン語版	CAM	MDASの点数はせん妄群では13.6、非せん妄群では5.5であり有意差を認めた。ROC曲線のAUCは0.93であり、カットオフ値7/6で最も診断能が高く、感度92.6%、特異度71.8%、陽性的中率70.1%、陰性的中率99.3%。
Kang, et al. 2019	前向き観察研究	緩和ケア病棟に入院している成人進行がん患者102名	MDAS 韓国語版	CAM DSM-IV DRS-R-98	せん妄群では非せん妄群と比べてDRS-R-98とMDASの点数が有意に高かった。MDASのCronbachのα係数は0.942、DRS-R-98との相関係数は0.955、総得点の評価者間の相関係数は0.985。ROC曲線のAUCは0.971でカットオフ値を9/8とした際に最も診断能が高く、感度は95.8%、特異度は92.1%、陽性的中率は79.3%、陰性的中率は98.6%であった。
Ryan, et al. 2009	前向き観察研究	緩和ケア病棟入院中の患者 パイロットスタディ32名（がん患者30名）本試験52名（がん患者46名）	CAM	精神科医による評価 DRS-R-98 CTD MDAS	パイロットスタディでは精神科非専門医は1時間のトレーニングを受けてCAMを実施し、感度は50%、特異度は100%であった。本試験では症例に基づく学習を含めた1時間のトレーニングを2回受けてCAMを実施し、感度は88%、特異度は100%であった。

◆サブタイプの診断のための尺度

文献	研究デザイン	対象	評価した尺度	せん妄の診断方法	結果
Meagher, et al. 2008	前向き観察研究	せん妄と診断されたがん患者100名	精神運動性に関するチェックリスト（DMS）	DSM-IV DRS-R-98	主成分分析を行いDRSのagitation, retardationと相関の高い因子を抽出し、相関係数などに基づき精神運動動性について定義を作成した。

◆重症度評価のための尺度

文献	研究デザイン	対象	評価した尺度	せん妄の診断方法	結果
Breitbart, et al. 1997	前向き観察研究	Study 1 入院がん患者33名	Study 1 MDAS	Study 1： DSM-III-R DSM-IV試案	Study 1：Cronbachのα係数は0.91。2名の評価者によるMDAS点数の相関係数は0.92。
		Study 2 せん妄のある入院患者51名（がん患者48名）	Study 2	Study 2： DSM-IV MDAS, DRS, MMSE, 臨床家による総括評価	Study 2：各評価と高い相関を認めた。またMDASの点数と臨床家による重症度評価には共分散分析にて有意な関連が認められた。

第III章　臨床疑問・問題

（つづく）

表3 臨床疑問3：採用文献の概要（つづき）

文献	研究デザイン	対象	評価した尺度	せん妄の診断方法	結果
Noguera, et al. 2014	前向き観察研究	せん妄と診断された18歳以上の進行がん患者85名	MDAS スペイン語版	DSM-Ⅳ CAM MMSE DRS-R-98	MMSE, DRS-R-98を施行し、信頼性・妥当性を検討。Cronbachのα係数は0.82。33名に関しては2名で評価を行っており、級内相関係数は0.95。DRS-R-98との相関係数は0.80、MMSEとの相関係数は−0.74。72時間の間隔をあけた評価での反応性について、MDASとDRS-R-98の変化量の相関係数は0.93、MMSEの変化量との相関係数は−0.84。
Kang, et al. 2019	前向き観察研究	緩和ケア病棟に入院している成人進行がん患者102名	MDAS 韓国語版	CAM DSM-Ⅳ DRS-R-98	せん妄群では非せん妄群と比べてDRS-R-98とMDASの点数が有意に高かった。MDASのCronbachのα係数は0.942、DRS-R-98との相関係数は0.955、総得点の評価者間の相関係数は0.985。
Morita, et al. 2001	前向き観察研究	せん妄を有する終末期がん患者30名	CCS ADS	DSM-Ⅳ MDAS DRS	Cronbachのα係数はCCSで0.96、ADSで0.91。CCSはMDASやDRSの認知機能に関連する項目と、ADSは興奮に関する項目と相関が高かった。

◆システマティックレビュー

文献	研究デザイン	対象	評価した尺度	せん妄の診断方法	結果
Leonard, et al. 2014	システマティックレビュー	緩和ケア、ホスピスケアにおけるせん妄に対して評価尺度を用いた研究			緩和ケア領域での妥当性が検証された評価尺度としてはCAM, MDAS, BCS, CCS, ADSがあることを明らかにした。また使用目的、利用しやすさ、信頼性・妥当性の検証、緩和ケア領域における使用の適切性などの観点から検討した結果、簡便なスクリーニング法としてはCAM, Nu-DESC, SQiDを、重症度評価尺度としてはMDAS, DRS-R-98が適切であると結論づけた。

臨床疑問（背景疑問）4

がん患者のせん妄には，どのような原因（身体的要因・薬剤要因）があるか？

▶推奨文

がん患者のせん妄の原因として，全身状態不良，脱水，電解質異常（ナトリウム異常，高マグネシウム血症など），低アルブミン血症，感染症，低酸素脳症などの身体的異常や，オピオイドなどの薬剤がある。

［採用文献の概要］

　本臨床疑問に関する臨床研究としては，観察研究＊が28件，システマティックレビューが1件あった。以下，文献の概要について記載する。

　Fann ら[1]は血液がん患者で造血幹細胞移植を受ける患者90名を対象に，移植1週間前から移植後30日までのせん妄の発症と重症度を前向き観察研究によって検討した。せん妄の診断は DRS を用い，重症度は MDAS で週に3回評価した。73%の患者にせん妄が発症し，50%に3回の評価のうち少なくとも2回以上のせん妄症状がみられた。せん妄発症と関連する因子として，移植前の高尿素窒素血症と認知機能低下〔Trail making B test（注意機能検査）に時間を要する〕が挙げられた。またせん妄重症度との関連については，高クレアチニン血症，全身放射線治療歴，高マグネシウム血症，認知機能障害，血液がんの種類，女性，高アルカリフォスファターゼ血症，高齢，過去のアルコールあるいは薬物依存が挙げられた。

　Gaudreau ら[2]は，腫瘍科・内科病棟に入院したがん患者261名を対象に，1カ月の間 Nu-DESC を用いて繰り返しせん妄の診断を行うとともに，その期間に使用した薬物を調査し，せん妄発症リスクを前向き観察研究によって検討した。観察期間中17%の患者がせん妄を発症した。ベンゾジアゼピン系薬（ロラゼパム換算2mg/日以上），コルチコステロイド（デキサメタゾン換算15mg/日以上），オピオイド（モルヒネ換算90mg/日以上）がせん妄の発症と有意に関連していた。一方，抗コリン薬に関しては有意な関連を認めなかった。

　Gaudreau ら[3]は，上記の研究からさらに症例を蓄積し入院期間中に新たにせん妄となったがん患者114名を対象に，薬剤使用とせん妄発症の関連について前向き観察研究によって検討した。その結果，オピオイドの使用は，コルチコステロイドやベンゾジアゼピン系薬の使用で補正してもなお，有意にせん妄発症と関連していたことを報告した。

　Lawlor ら[4]は，緩和ケア病棟に入院となった進行がん患者104名を対象に，せん妄の診断を DSM-Ⅳ を用いて前向き観察研究によって検討した。また患者の死亡または

＊本ガイドラインでは，横断的観察研究，後ろ向き観察研究，前向き観察研究，非対照試験（無作為化比較試験の単アーム利用も含む）を観察研究と定義した。

退院後に診療記録を後ろ向きに調査してせん妄の原因を探索し，せん妄の回復可能性との関連を調査した。42％の患者が入院時にせん妄を発症し，入院中に新たにせん妄と診断された患者は45％であった。多変量解析の結果，オピオイドを含む精神賦活薬がせん妄の原因である場合は回復可能性が高く，低酸素脳症と非呼吸器系感染症は回復可能性が低いことを示した。

Ljubisavljevic ら[5]は，腫瘍内科病棟に10週以上入院したがん患者113名を対象に，入院時にせん妄の危険因子を系統的に評価するとともに，入院後連日 CAM を用いてせん妄の診断を行い，せん妄の危険因子について前向き観察研究によって検討した。18％の患者がせん妄を発症し，多変量解析の結果，高齢，低アルブミン血症，認知機能障害，骨転移および血液がんが有意にせん妄の発症と関連していたことを報告した。

Markar ら[6]は食道がん術後患者500名を対象に併存症，術後補助化学療法，術後経過，術後合併症，治療費，生存について，せん妄の有無で比較検討し，せん妄の危険因子を前向き観察研究によって検討した。9.2％の患者に術後せん妄が発症し，せん妄は入院期間の延長，集中治療室滞在時間の延長，肺合併症の増加や入院費増加と関連し，他の合併症の発症を促進していた。また，多変量解析からは年齢のみが有意に術後せん妄と関連していた。

Matsuo ら[7]は，Numerical Rating Scale（NRS）4以上の倦怠感や食思不振に対してステロイドを投与した原発性または転移性進行がん患者207名を対象に，せん妄の予測因子を前向き観察研究によって検討した。せん妄の診断には CAM を用いた。17％の患者が少なくとも1回のせん妄を発症した。また多変量解析の結果から，PS 不良，眠気，オピオイドの使用が有意にせん妄の発症と関連していた。

McAlpine ら[8]は，婦人科がんが疑われ手術を受けた60歳以上の患者103名を対象に，術後せん妄の，①術前，②術中，③術後における危険因子を前向き観察研究によって検討した。せん妄の診断には，MMSE（術前，術後）と CAM（術後）が用いられた。17.5％にせん妄が発症し，多変量解析の結果，術前では高齢と多剤使用，術後では Patient Controlled Analgesia（PCA）追加投与量が，有意に術後せん妄発症と関連していた。

Mercadante ら[9]は，在宅や病院など7つの緩和ケア提供施設で緩和ケアを受けたがん患者848名を1年間追跡し，入院時と1週間後におけるせん妄の頻度と予測因子について前向き観察研究によって検討した。身体的・心理的評価は Edmonton Symptom Assessment System（ESAS），せん妄の評価には MDAS を用いた。評価対象となった263名のうち66名は初回評価のみであった。初回と1週間後にせん妄と診断されたのはそれぞれ41.8％，67.3％であり，多変量解析では年齢，全身状態不良，脱水，悪液質，3カ月以内の化学療法歴，眠気，呼吸困難が有意にせん妄と関連していた。またせん妄が悪化した要因を多変量解析で検討したところ，眠気，オピオイドの使用およびステロイドの使用が有意に関連していた。

Miao ら[10]は，高齢の開腹術後患者の臨床的・生化学的パラメータがせん妄の予測因子になる可能性について，前向き観察研究によって検討した。せん妄の診断は DSM-IV を用いた。腹腔鏡による60歳以上の消化器がん手術患者112名のうち，43.7％に術後

せん妄がみられた。多変量解析では，生化学的データで細胞の酸化ストレスに関わるネオプテリンの高値と認知機能低下が術後せん妄と有意に関連していた。

　Plaschke ら[11]は，緩和ケア病棟入院中のがん患者 100 名を対象に，コリンエステラーゼとせん妄の関連について前向き観察研究によって検討した。せん妄の診断には毎日 1 回 Nu-DESC が用いられた。29％でせん妄が発症し，多変量解析では抗菌薬，β 遮断薬およびミダゾラムが有意にせん妄の発症と関連していた。なお，本研究ではミダゾラムは濃度依存性にコリンエステラーゼ阻害作用を有することが示され，抗コリン作用を有する薬剤が血中コリンエステラーゼに及ぼす影響がせん妄と関わることが示唆された。

　Tanaka ら[12]は，がん専門病院でモルヒネ，オキシコドンおよびフェンタニルのいずれかの持続静脈注射を初めて受ける患者を対象に，オピオイド間でせん妄の発症に差があるかを前向き観察研究によって検討した。せん妄の診断は Intensive Care Delirium Screening Checklist（ICDSC）で行った。入院中の患者 114 名のうち，せん妄の発症はモルヒネ投与群，オキシコドン投与群，フェンタニル投与群でそれぞれ，28.9％，19.5％，8.6％であった。モルヒネ投与群はフェンタニル投与群に比べてせん妄発症に有意に関連していたが，モルヒネ投与群とオキシコドン投与群，オキシコドン投与群とフェンタニル投与群では明らかな関連はみられなかった。

　Weckmann ら[13]は，造血幹細胞移植術とせん妄との関連について前向き観察研究によって検討した。せん妄の診断には DRS と MDAS が用いられ，解析対象となった 51 名について移植前後のせん妄の危険因子を検討した。また，独立変数のうち血液生化学的データは後ろ向きに移植前 24 時間，移植後 24 時間，48 時間時点を検討した。35％の患者がせん妄と診断され，そのうち 84％は移植後 2 週間以内に認められた。せん妄発症の予測因子として，移植前では低酸素血症，移植後においては高クレアチニン血症，高尿素窒素血症，低酸素血症が有意な関連を認めた。

　Xiang ら[14]は，65 歳以上の腹腔鏡手術を受けた大腸がん患者 160 名を対象に，CRPと術後せん妄の関連について前向き観察研究によって検討した。せん妄の評価は the Confusion Assessment Method for the ICU（CAM-ICU）で術後 3 日目までは 1 日 1 回行い，その後は 7 日目に行った。術後せん妄は 24.4％で認められた。多変量解析では術前の高 CRP 血症が術後せん妄と有意に関連していた。

　Yoshimura ら[15]は，肝切除術を受けた肝臓がん患者 100 名を対象に，術後せん妄の危険因子について前向き観察研究によって検討した。せん妄の診断には CAM が用いられた。17％の患者にせん妄が認められ，多変量解析からは，高齢，術前低アルブミン血症が有意に術後せん妄と関連していた。

　森田ら[16]は，ホスピスに入院した終末期がん患者 150 名を対象に，DSM-Ⅳに基づくせん妄の有無と原因について前向き観察研究によって検討した。評価は 3 週間おきに反復的に行われた。経過中，23％の患者がせん妄を発症した。多変量解析の結果，全身状態が不良（palliative performance status が不良であること），10 個以上の身体症状が存在，オピオイド投与がせん妄の発症と有意に関連していた。

　Flanigan ら[17]は，膠芽腫と診断された 554 名の患者を対象に，術後せん妄の頻度と

予測因子について後ろ向き観察研究によって検討した。せん妄の診断には DSM-5（Diagnostic and Statistical Manual of Mental Disorders, 5th Edition）が用いられた。腫瘍生検のみを受けた 54 名ではせん妄はみられず，腫瘍切除術を施行された 500 名のうち 7.5％にせん妄が発症した。多変量解析では，年齢，慢性肺疾患，精神疾患既往，両半球性腫瘍および腫瘍径が有意に術後せん妄と関連していた。

Mueller ら[18]は，無作為化比較試験のサブグループ解析として 65 歳以上の消化器系，泌尿生殖器系，婦人科がん術後患者 651 名を対象に，術前の抗コリン薬スケール（ADS）と術後せん妄の関連を後ろ向き観察研究によって検討した。せん妄の評価は CAM-ICU と Nu-DESC で術後 5 日までの毎日と 7 日目に行った。10.1％に術後せん妄が発症し，多変量解析からは ADS が高いことが有意に術後せん妄と関連していた。またその他，高齢，術前身体状態が不良および集中治療室滞在時間が長いことも，有意に術後せん妄と関連していた。

Grandahl ら[19]は，がん専門病棟で入院治療中の患者 81 名を対象に，せん妄の頻度，予測因子およびせん妄評価のための認知機能検査の関連を，横断的観察研究によって検討した。せん妄の診断には CAM，Mini-Cog，Clock Drawing Test（CDT），Delirium Screening Tool（DST）が用いられた。33％にせん妄が発症し，全員が CAM の診断基準は満たしていた。単変量解析で有意差が認められた項目について多変量解析を行ったところ，中枢神経系への転移と Mini-Cog，DST がせん妄の発症と有意に関連していた。

Ochiai ら[20]は，65 歳以上の胃がんおよび大腸がんのため大学病院で手術を受けた入院患者 109 名を対象に，術前の心理的状態と術後せん妄の関連について横断的観察研究によって検討した。術前心理状態は，Hospital Anxiety and Depression Scale（HADS），General Health Questionnaire-28（GHQ-28），European Organization for Research and Treatment of Cancer Quality of Life Questionnaire-Core 30（EORTC QLQ-C30），Mental Adjustment to Cancer（MAC）で評価した。せん妄は Diagnostic and Statistical Manual of Mental Disorders, 4th Edition, Text Revision（DSM-Ⅳ-TR），CAM-ICU で評価され術後 7 日間行った。術後せん妄と診断されたのは 15.6％であり，多変量解析では術前の強い無力感と強い絶望感が術後せん妄と有意に関連していた。

Patti ら[21]は，65 歳以上の大腸がん術後患者 100 名を対象に，せん妄の頻度と危険因子について横断的観察研究によって検討した。術前認知機能は MMSE で評価され，術後せん妄の診断には CAM が用いられた。CAM は術後 1 日目から退院時まで 12 時間毎に実施された。せん妄の重症度評価は DRS が用いられた。18％が術後せん妄を発症し，多変量解析では術前低アルブミン血症（オッズ比 0.26），アルコール依存歴（オッズ比 5.76），低血圧（オッズ比 9.74）が有意に術後せん妄と関連していた。

Sagawa ら[22]は，入院がん患者のうち精神科に診療依頼となった患者 100 名を対象に，せん妄の原因について，Lawlor らの基準に準じつつチェックリストを用いて，可逆性，不可逆性の 2 群，過活動型，低活動型の 2 群に分け横断的観察研究によって検討した。せん妄の診断は DSM-Ⅳ-TR を用いて精神科医によって行われた。その結果，58％が過活動型せん妄，14％が低活動型せん妄と診断された。また，56％の患者は経

過中にせん妄から回復した。せん妄の原因について，いずれも有意な関連は認めなかったが，最も頻度が高かった原因はオピオイド（29％）であり，ついで炎症（27％），脱水または低ナトリウム血症（15％）であった。また，42％の患者において複数の原因を認めた一方，20％の患者では原因を同定できなかったことを示した。

Sánchez-Hurtado ら[23]は，集中治療室入院中の重篤ながん患者 109 名を対象にせん妄の頻度と危険因子を横断的観察研究によって検討した。せん妄の診断は CAM-ICU を用いて，研究期間中毎朝担当医によって行われ，集中治療室退室時まで継続した。22.9％にせん妄が発症し，多変量解析では人工呼吸器の使用時間が有意にせん妄発症と関連していた。

Şenel ら[24]は，緩和ケア病棟入院中の 18 歳以上のがん患者 213 名を対象にせん妄の予測因子を横断的観察研究によって検討した。せん妄の診断には DRS と DSM-Ⅳ-TR が用いられた。観察期間中 49.8％にせん妄が発症した。単変量解析のみ実施され，オピオイド，ベンゾジアゼピン系薬，抗けいれん薬，ステロイド，多剤，臓器不全，脳転移，感染症，体動困難，低栄養，不眠，便秘がせん妄と関連している可能性が示唆された。

Uchida ら[25]は，ECOG PS 2 以上の切除不能の進行肺がんまたは消化器がんで入院中の 65 歳以上の患者 73 名を対象に，入院時におけるせん妄の頻度と関連因子の検討および入院後 2 週間の経過を，横断的観察研究によって調査した。せん妄の診断には DSM-Ⅳ-TR が用いられた。解析対象となったのは入院時 61 名，2 週間後 49 名であった。入院時にせん妄と診断されたのは 43％でありそのうち 2 週間後もせん妄であったのは 73％であった。多変量解析では，入院時のステロイド使用と男性であることがせん妄の持続と有意に関連していた。

Van der Sluis ら[26]は，大学病院で予定あるいは緊急で施行された大腸がん術後患者 436 名を対象に，術後せん妄の危険因子を横断的観察研究によって検討した。せん妄の診断には DSM-Ⅳ が用いられた。10.3％が術後せん妄を発症した。せん妄を発症した患者は，病院死亡が多く，集中治療室滞在時間が長く，入院期間も長い傾向にあった。多変量解析では，精神疾患既往，高齢および術中輸血施行が有意に術後せん妄と関連していた。

Wada ら[27]は，がんセンターで腫瘍摘出術を受けたがん患者 118 名を対象に，術前の不安と術後せん妄との関連について横断的観察研究によって検討した。術前の不安は HADS-A，術後せん妄の診断には DSM-5 が用いられた。最終的な解析対象者は 91 名であり，そのうち 31.9％が術後せん妄と診断された。多変量解析では，術前の強い不安，高齢が有意に術後せん妄と関連していた。

松下[28]は，大学病院消化器外科病棟入院中の 65 歳以上の術後患者 84 名を対象に，術後 1 日目から 7 日目のせん妄評価と，せん妄の予測因子について横断的観察研究によって検討した。せん妄の診断および評価には NEECHAM（NEECHAM Confusion Scale），DRS，MMSE が用いられた。術後せん妄を発症したのは 15.5％であり，多変量解析では術後 1 日目の貧血と NEECHAM 得点が有意に関連していた。

Zhu ら[29]は，標準的頭頸部がん手術後患者における術後せん妄の危険因子について

システマティックレビューを行った。解析対象となった文献は3件の前向き観察研究と5件の後ろ向き観察研究の計8件であり，せん妄と診断された286名を含む1,940名について検討した。せん妄の診断はDSM-IV，DSM-III，Mini Mental State questionnaire（MMS）などが用いられた。術後せん妄の頻度は11.5〜36.11％であり，高齢，70歳以上，男性，手術時間，高血圧，術中輸血，気管切開，術前全身状態不良，皮弁再建術，頸部郭清術が有意に術後せん妄と関連していた。

[解　説]

せん妄の原因を検討するにあたっては，直接因子（最終的な引き金となる因子），準備因子（せん妄を起こしやすい元々の因子），促進因子（せん妄を起こしやすくする因子），に分けて考えるのが一般的である（P16，II章-2「せん妄の評価と診断・分類」参照）。ここでは直接因子に絞って検討を加える。

今回包含した29研究は，研究デザイン（前向き，後ろ向き，横断的観察研究，システマティックレビュー），対象者の選定，アウトカムの設定（せん妄の発症，せん妄の回復可能性）などの点から異質性が高いことに留意が必要である。また，今回後ろ向き観察研究として2つの研究が含まれ，1件は無作為化比較試験のサブグループ解析であり，もう1件は脳原発悪性腫瘍患者を対象としたもので稀少性が高いと判断し採用している。

それを理解したうえでなお，29研究中9研究がオピオイドとせん妄の関連を報告していることから，オピオイドはがん患者におけるせん妄に関する最も注意すべき原因の一つであると考えられる。一方，オピオイドはがん患者における鎮痛において重要な役割を担っている。本推奨は，オピオイドがせん妄を引き起こすリスクがあるからという理由でその使用を制限するものではない。せん妄を有するオピオイド使用中のがん患者に対して，オピオイドスイッチングなどの工夫により，オピオイドを使用しながらせん妄症状の軽減が可能になるかもしれない（臨床疑問9参照）。また，せん妄はさまざまな原因の累積で生じることから，オピオイド使用中にせん妄となった場合にも，その他のせん妄の原因についても丁寧に検討し，総合的な対応を検討するべきである。

一方，必ずしも一貫して関連が報告されているわけではないが，薬剤としてはベンゾジアゼピン系薬，コルチコステロイド，抗菌薬，抗コリン薬，身体的異常では全身状態不良，脱水，便秘，ナトリウム異常や高マグネシウム血症などの電解質異常，低アルブミン血症，腎機能障害，感染症，低酸素脳症などの原因が報告されている。さらに，術後せん妄を扱った研究の一部では，術前の心理的状態も原因となりうることが報告されている。そして，今回包含した一部の研究では，せん妄のコントロール目的に向精神薬を含めた薬物療法を行う際は，注意深い観察の下で使用することが望ましいと述べている[11]。なお，全身状態不良であっても電解質異常や感染症のように回復可能な要因が存在する可能性もあり，十分な原因検索が必要であることを強調しておきたい。しかし研究数が少ないこと，個々の研究に含まれる対象患者数が少ないことなどから，これらの研究によってがん患者におけるせん妄の原因について十分な解

明がなされているとはいえない。個々の患者におけるせん妄の原因の探索にあたっては，総論に示した非がん患者におけるせん妄の原因に関する知見を参照しながら行うことが実際的であると考えられ，総論も併せて参照されたい。また，今回の改訂では術後せん妄患者が対象に包含されたことで，術前の患者背景や心理的評価尺度などの各種測定項目がせん妄の予測因子として検討されたことは臨床現場でせん妄に遭遇する医療者にとって大変役立つものと考えられた。

　なお，終末期におけるせん妄については，せん妄の原因によって回復可能性が推測できることが報告されている[4]。患者・家族の意向を考慮しながら，推測される回復可能性に合わせて医療のゴールを設定することが有用かもしれない（Ⅱ章-5「終末期せん妄の治療とケアのゴール」，臨床疑問 11 参照）。

⇒臨床の手引き（P130），総論（P19）参照

（菅野康二，稲田修士）

▌文　献

1) Fann JR, Roth-Roemer S, Burington BE, et al. Delirium in patients undergoing hematopoietic stem cell transplantation. Cancer 2002; 95: 1971-81
2) Gaudreau JD, Gagnon P, Harel F, et al. Psychoactive medications and risk of delirium in hospitalized cancer patients. J Clin Oncol 2005; 23: 6712-8
3) Gaudreau JD, Gagnon P, Roy MA, et al. Opioid medications and longitudinal risk of delirium in hospitalized cancer patients. Cancer 2007; 109: 2365-73
4) Lawlor PG, Gagnon B, Mancini IL, et al. Occurrence, causes, and outcome of delirium in patients with advanced cancer: a prospective study. Arch Intern Med 2000; 160: 786-94
5) Ljubisavljevic V, Kelly B. Risk factors for development of delirium among oncology patients. Gen Hosp Psychiatry 2003; 25: 345-52
6) Markar SR, Smith IA, Karthikesalingam A, et al. The clinical and economic costs of delirium after surgical resection for esophageal malignancy. Ann Surg 2013; 258: 77-81
7) Matsuo N, Morita T, Matsuda Y, et al. Predictors of delirium in corticosteroid-treated patients with advanced cancer: an exploratory, multicenter, prospective, observational study. J Palliat Med 2017; 20: 352-9
8) McAlpine JN, Hodgson EJ, Abramowitz S, et al. The incidence and risk factors associated with postoperative delirium in geriatric patients undergoing surgery for suspected gynecologic malignancies. Gynecol Oncol 2008; 109: 296-302
9) Mercadante S, Masedu F, Balzani I, et al. Prevalence of delirium in advanced cancer patients in home care and hospice and outcomes after 1 week of palliative care. Support Care Cancer 2018; 26: 913-9
10) Miao S, Shen P, Zhang Q, et al. Neopterin and mini-mental state examination scores, two independent risk factors for postoperative delirium in elderly patients with open abdominal surgery. J Cancer Res Ther 2018; 14: 1234-8
11) Plaschke K, Petersen KA, Frankenhauser S, et al. The impact of plasma cholinergic enzyme activity and other risk factors for the development of delirium in patients receiving palliative care. J Pain Symptom Manage 2016; 52: 525-32
12) Tanaka R, Ishikawa H, Sato T, et al. Incidence of delirium among patients having cancer injected with different opioids for the first time. Am J Hosp Palliat Care 2017; 34: 572-6
13) Weckmann MT, Gingrich R, Mills JA, et al. Risk factors for delirium in patients undergoing hematopoietic stem cell transplantation. Ann Clin Psychiatry 2012; 24: 204-14
14) Xiang D, Xing H, Tai H, et al. Preoperative C-reactive protein as a risk factor for postoperative delirium in elderly patients undergoing laparoscopic surgery for colon carcinoma. Biomed Res Int 2017; 2017: 5635640
15) Yoshimura Y, Kubo S, Shirata K, et al. Risk factors for postoperative delirium after liver

Ⅲ章

臨床疑問

resection for hepatocellular carcinoma. World J Surg 2004; 28: 982-6

16) 森田達也，角田純一，井上聡，他．終末期癌患者におけるせん妄の危険因子 prospective study. 精神医 1998; 40: 823-9

17) Flanigan PM, Jahangiri A, Weinstein D, et al. Postoperative delirium in glioblastoma patients: risk factors and prognostic implications. Neurosurgery 2018; 83: 1161-72

18) Mueller A, Spies CD, Eckardt R, et al.; PERATECS-Group. Anticholinergic burden of long-term medication is an independent risk factor for the development of postoperative delirium: a clinical trial. J Clin Anesth 2020; 61: 109632

19) Grandahl MG, Nielsen SE, Koerner EA, et al. Prevalence of delirium among patients at a cancer ward: clinical risk factors and prediction by bedside cognitive tests. Nord J Psychiatry 2016; 70: 413-7

20) Ochiai Y, Kobori A, Nukariya K, et al. Psychological risk factor of postoperative delirium in patients with gastrointestinal cancer. Jikeikai Med J 2016; 63: 37-43

21) Patti R, Saitta M, Cusumano G, et al. Risk factors for postoperative delirium after colorectal surgery for carcinoma. Eur J Oncol Nurs 2011; 15: 519-23

22) Sagawa R, Akechi T, Okuyama T, et al. Etiologies of delirium and their relationship to reversibility and motor subtype in cancer patients. Jpn J Clin Oncol 2009; 39: 175-82

23) Sánchez-Hurtado LA, Hernández-Sánchez N, Del Moral-Armengol M, et al. Incidence of delirium in critically ill cancer patients. Pain Res Manag 2018; 2018: 4193275

24) Şenel G, Uysal N, Oguz G, et al. Delirium frequency and risk factors among patients with cancer in palliative care unit. Am J Hosp Palliat Care 2017; 34: 282-6

25) Uchida M, Okuyama T, Ito Y, et al. Prevalence, course and factors associated with delirium in elderly patients with advanced cancer: a longitudinal observational study. Jpn J Clin Oncol 2015; 45: 934-40

26) van der Sluis FJ, Buisman PL, Meerdink M, et al. Risk factors for postoperative delirium after colorectal operation. Surgery 2017; 161: 704-11

27) Wada S, Inoguchi H, Sadahiro R, et al. Preoperative anxiety as a predictor of delirium in cancer patients: a prospective observational cohort study. World J Surg 2019; 43: 134-42

28) 松下年子．日本語版 NEECHAM 混乱・錯乱状態スケールの予測性と有用性　消化器外科手術を受けた高齢者の術後 1 週間の追跡調査．横浜看護学雑誌 2013; 6: 1-6

29) Zhu Y, Wang G, Liu S, et al. Risk factors for postoperative delirium in patients undergoing major head and neck cancer surgery: a meta-analysis. Jpn J Clin Oncol 2017; 47: 505-11

表4　臨床疑問4：採用文献の概要

著者	研究デザイン	対象	アウトカム	結果
Fann, et al. 2002	前向き観察研究	造血幹細胞移植を受ける血液がん患者90名	移植1週間前から移植後30日目までの、①せん妄の危険因子と②重症度に関わる因子	①高尿素窒素血症、Trail making B test高値 ②高クレアチニン血症、全身放射線治療歴、高マグネシウム血症、認知機能障害、女性など
Gaudreau, et al. 2005	前向き観察研究	入院中のがん患者261名	薬物療法におけるせん妄の危険因子	ベンゾジアゼピン系薬（ロラゼパム換算2mg/日以上：ハザード比2.04（95%CI 1.05-3.97）］コルチコステロイド［デキサメタゾン換算15mg/日以上：ハザード比2.67（95%CI 1.18-6.03）］オピオイド［モルヒネ換算90mg/日以上：ハザード比2.12（95%CI 1.09-4.13）］
Gaudreau, et al. 2007	前向き観察研究	入院中のがん患者114名	薬剤（ベンゾジアゼピン系薬、コルチコステロイド、オピオイド）使用とせん妄発症の関連	オピオイドが最もせん妄発症と関連
Lawlor, et al. 2000	前向き観察研究	緩和ケア病棟に入院となった進行がん患者104名	せん妄の有無を継時的に評価。患者の死亡または退院後に診療記録を後ろ向きに調査し、せん妄の原因と可逆性を探索	オピオイドを含む精神賦活薬がせん妄の原因である場合は回復可能性が高い［ハザード比6.65（95%CI 1.49-29.62）］低酸素系脳症［ハザード比0.32（95%CI 0.15-0.70）］と非呼吸器系感染症［ハザード比0.23（95%CI 0.08-0.64）］は回復可能性が低い
Ljubisavljevic, et al. 2003	前向き観察研究	がんと診断された10週間以上入院している患者113名	せん妄の危険因子	低アルブミン血症、骨転移および血液がん、認知機能障害および高齢
Markar, et al. 2013	前向き観察研究	入院がん術後患者500名	術後せん妄の予測因子	年齢［オッズ比1.08（95%CI 1.04-1.12）］
Matsuo, et al. 2017	前向き観察研究	NRS4以上の倦怠感や食思不振に対してステロイド治療を受けた、原発性あるいは転移性進行がん患者207名	せん妄の予測因子	PS4［オッズ比4.0（95%CI 1.7-9.3）］眠気［オッズ比3.4（95%CI 1.4-8.2）］オピオイド［オッズ比3.7（95%CI 1.0-13）］
McAlpine, et al. 2008	前向き観察研究	婦人科がんが疑われ手術を受けた患者103名	術後せん妄の、①術中、②術前、③術後における危険因子	①70歳以上の高齢（オッズ比0.2）、多剤使用（オッズ比1.9）②有意項目なし ③PCA追加投与量

（つづく）

Ⅲ章　臨床疑問

表4 臨床疑問4：採用文献の概要（つづき）

著者	研究デザイン	対象	アウトカム	結果
Mercadante, et al. 2018	前向き観察研究	在宅あるいはホスピス入院中のがん患者848名	入院時と1週間後のせん妄頻度、①予測因子および②せん妄悪化因子	①脱水［オッズ比2.5（95%CI 1.17-5.34）］悪液質［オッズ比3.44（95%CI 1.55-7.63）］3カ月以内の化学療法症［オッズ比0.2（95%CI 0.06-0.54）］眠気［オッズ比1.3（95%CI 1.13-1.45）］呼吸困難［オッズ比0.85（95%CI 0.74-0.96）］年齢［オッズ比1.03（95%CI 1.00-1.07）］全身状態不良［オッズ比0.93（95%CI 0.87-0.98）］②眠気、オピオイドおよびステロイド
Miao, et al. 2018	前向き観察研究	腹腔鏡による消化器がん手術患者112名	術後せん妄の危険因子	ネオスチグミン高値と認知機能低下
Plaschke, et al. 2016	前向き観察研究	緩和ケア病棟入院中のがん患者100名	コリンエステラーゼとせん妄発症の関連因子	抗菌薬［オッズ比0.23（95%CI 0.065-0.840）］β遮断薬［オッズ比3.95（95%CI 1.642-9.479）］ミダゾラム［オッズ比11.82（95%CI 1.841-75.906）］投与量（※濃度依存性にコリンエステラーゼが阻害）
Tanaka, et al. 2017	前向き観察研究	異なるオピオイド持続注射を受けるがん患者114名	異なるオピオイド間のせん妄発症頻度	モルヒネ投与群でせん妄発症が最多
Weckmann, et al. 2012	前向き観察研究	造血幹細胞移植を受けた患者51名	造血幹細胞移植術の①前と②後におけるせん妄の予測因子	①低酸素血症［ハザード比0.66（95%CI 0.50-0.87）］②腎機能障害［高クレアチニン血症：ハザード比25.32（95%CI 4.45-144.07）］高尿素窒素血症［ハザード比1.05（95%CI 1.00-1.09）］低酸素血症［ハザード比0.81（95%CI 0.71-0.92）］
Xiang, et al. 2017	前向き観察研究	腹腔鏡手術を受けた大腸がん患者160名	術後せん妄とCRPとの関連	高CRP血症［オッズ比5.87（95%CI 2.22-11.4）］
Yoshimura, et al. 2004	前向き観察研究	肝切除術を受けた肝臓がん患者100名	術後せん妄の危険因子	術前低アルブミン血症［オッズ比0.151（95%CI 0.025-0.900）］高齢［オッズ比1.201（95%CI 1.063-1.357）］
森田ら. 1998	前向き観察研究	ホスピス入院中の終末期がん患者150名	せん妄の予測因子	全身状態不良（オッズ比70）10個以上の身体症状（オッズ比3.2）オピオイド（オッズ比3.2）

（つづく）

表4　臨床疑問4：採用文献の概要（つづき）

著者	研究デザイン	対象	アウトカム	結果
Flanigan, et al. 2018	後ろ向き観察研究	膠芽腫にて手術を受けた554名	術後せん妄の予測因子	慢性肺疾患［オッズ比3.9（95%CI 1.3-12.0）］両半球性腫瘍［オッズ比2.5（95%CI 1.1-5.8）］腫瘍径［オッズ比2.8（95%CI 1.5-5.3）］精神疾患既往［オッズ比5.9（95%CI 2.5-14.0）］年齢［オッズ比2.7（95%CI 1.5-5.0）］
Mueller, et al. 2020	後ろ向き観察研究	消化器系、泌尿生殖器系、婦人科がん術後患者651名	抗コリン薬負荷指数と術後せん妄の予測因子	高い抗コリン薬スケール（ADS）［オッズ比1.496（95%CI 1.09-2.05）］術前の身体状態不良［オッズ比2.16（95%CI 1.22-3.83）］長期の集中治療室常在時間［オッズ比2.8（95%CI 1.57-4.998）］高齢［オッズ比1.06（95%CI 1.01-1.11）］
Grandahl, et al. 2016	横断的観察研究	がん専門病棟に入院中の患者81名	せん妄の予測因子	認知機能低下［Mini-Cog オッズ比0.4（95%CI 0.21-0.75）, DST オッズ比0.71（95%CI 0.54-0.93）］中枢神経系への転移［オッズ比10（95%CI 1.9-51.6）］
Ochiai, et al. 2016	横断的観察研究	胃がんおよび大腸がん術後患者109名	術前の心理的状態とせん妄の危険因子	強い無力感と強い絶望感［オッズ比1.356（95%CI 1.082-1.698）］
Patti, et al. 2011	横断的観察研究	大腸がん術後患者100名	術後せん妄の危険因子	術前低アルブミン血症［オッズ比0.26（95%CI 0.094-0.74）］*アルコール依存既往［オッズ比5.76（95%CI 1.52-21.84）］低血圧［オッズ比9.74（95%CI 2.5-37.9）］
Sagawa, et al. 2009	横断的観察研究	入院がん患者100名	可逆性・不可逆性せん妄の2群、過活動型・低活動型の2群においてせん妄発症の予測因子を検討	オピオイド、ベンゾジアゼピン系薬、ステロイド、炎症状態、脱水、ナトリウム異常、代謝性障害、高カルシウム血症、貧血、低酸素血症、凝固異常
Sánchez-Hurtado, et al. 2018	横断的観察研究	集中治療室に入院中のがん患者109名	せん妄の危険因子	長期の人工呼吸器使用［オッズ比1.06（95%CI 0.99-1.13）］
Şenel, et al. 2017	横断的観察研究	緩和ケア病棟入院中のがん患者213名	せん妄の予測因子	オピオイド、ベンゾジアゼピン系薬、抗けいれん薬、ステロイド、多剤、臓器不全、脳転移、感染症、体動困難、不眠、低栄養、便秘（※単変量解析のみ）
Uchida, et al. 2015	横断的観察研究	ECOG PS 2以上の切除不能の進行肺がんまたは消化器がんで入院中の患者73名	入院時および2週間後の①せん妄の頻度と、②せん妄発症の関連因子	①入院時26人、2週間後19人 ②男性［オッズ比4.4（95%CI 1.0-19.2）］入院時ステロイド使用［オッズ比5.0（95%CI 1.5-16）］

（つづく）

＊オッズ比の値を考慮し、95%信頼区間を［0.94-0.74］から修正した。

第Ⅲ章　臨床疑問（背景疑問）

表4 臨床疑問4：採用文献の概要（つづき）

著者	研究デザイン	対象	アウトカム	結果
van der Sluis, et al. 2017	横断的観察研究	大腸がん術後患者436名	術後せん妄の危険因子	術中輸血施行 [オッズ比2.37 (95%CI 1.11-5.06)] 高齢 [オッズ比4.01 (95%CI 1.55-10.37)] 精神疾患既往 [オッズ比8.38 (95%CI 1.50-46.82)]
Wada, et al. 2019	横断的観察研究	腫瘍摘出術を受けたがん患者118名	術前の不安と術後せん妄の関連	術前の強い不安 (HADS-A>7) [オッズ比4.370 (95%CI 1.051-18.178)] 高齢 [オッズ比1.565 (95%CI 1.057-2.317)]
松下. 2013	横断的観察研究	消化器外科病棟入院中の術後患者84名	術後せん妄の予測因子	術後1日目の貧血, NEECHAM スコア
Zhu, et al. 2017	システマティックレビュー	頭頸部がん術後患者1,940名	術後せん妄の危険因子	手術時間 [オッズ比54.69 (95%CI 22.81-86.57)] 高血圧 [オッズ比2.67 (95%CI 1.58-4.50)] 術中輸血 [オッズ比4.52 (95%CI 2.16-9.47)] 気管切開 [オッズ比2.22 (95%CI 1.24-3.98)] 術前全身状態不良 [オッズ比5.65 (95%CI 1.57-20.36)] 皮弁再建術 [オッズ比1.78 (95%CI 1.21-2.61)] 頸部郭清術 [オッズ比3.76 (95%CI 1.70-8.32)] 高齢 [オッズ比10.87 (95%CI 5.79-15.94)] 70歳以上 [オッズ比2.07 (95%CI 1.45-2.96)] 男性 [オッズ比1.94 (95%CI 1.41-2.65)]

臨床疑問 5

せん妄を有するがん患者に対して，せん妄の症状軽減を目的として，
抗精神病薬を投与することは推奨されるか？

▶ 推奨文

せん妄を有するがん患者に対して，せん妄の症状軽減を目的として，抗精神病薬を投
与することを提案する。

■推奨の強さ：2（弱い）

■エビデンスの確実性（強さ）：C（弱い）

[採用文献の概要]

　本臨床疑問に関する主にがん患者を対象とした臨床研究としては，無作為化比較試
験が 1 件，観察研究＊が 12 件あった。

　Agar ら[1]は，緩和ケアを受けていて進行性かつ予後不良のせん妄を有する患者 249
名（がん患者は 88.3％）を対象に，リスペリドン経口投与（65 歳以上の平均投与量：
約 0.9 mg/日，65 歳未満の平均投与量は約 1.5 mg/日）とハロペリドール経口投与（65
歳以上の平均投与量：約 0.8 mg/日，65 歳未満の平均投与量は約 1.8 mg/日）が，プラ
セボと比較して 72 時間後においてせん妄を改善するかを無作為化比較試験によって
検討した。その結果，リスペリドン群およびハロペリドール群では，72 時間後におい
て，プラセボ群と比較して，せん妄の評価尺度（Nu-DESC の「不適切な行動」「不適
切なコミュニケーション」「幻覚」の項目の合計点）が有意に高く，せん妄の悪化が示
された。また，リスペリドン群およびハロペリドール群では，プラセボ群と比較して
錐体外路症状の出現が有意に多かった。ハロペリドール群では，プラセボ群と比較し
て生存期間が有意に短かった。

　Hui ら[2]は，緩和ケアを受けていて，せん妄に直近 24 時間でハロペリドール 1〜8 mg
の定期投与または最低 4 mg の頓用を受けるも改善を認めない患者 68 名を対象に，ハ
ロペリドール増量，クロルプロマジンへの変更，ハロペリドール＋クロルプロマジン
の併用（いずれも静脈内投与）のどの方法がせん妄を改善させるか，非対照試験によっ
て検討した（本臨床疑問では，この無作為化比較試験の各抗精神病薬群のデータを観
察研究として使用）。30 分以内にすべての群で RASS スコアが有意に低下し，その低
下は 24 時間保たれた。各群間に有意差を認めなかった。また，ハロペリドール増量群
で 6 名，クロルプロマジンへの変更群で 5 名，併用群で 3 名において血圧低下を認め
た。抗精神病薬に関連した死亡例はなかった。

　Van der Vorst ら[3]は，せん妄を有する進行がん患者 98 名を対象に，ハロペリドール

＊本ガイドラインでは，横断的観察研究，後ろ向き観察研究，前向き観察研究，非対照試験（無作為化比較試
験の単アーム利用も含む）を観察研究と定義した。

経口投与または皮下注射（1日目平均投与量 2.5 mg，2日目平均投与量 1.3 mg，3日目平均投与量 1.8 mg），オランザピン経口投与または筋肉内注射（1日目平均投与量 8.8 mg，2日目平均投与量 5.0 mg，3日目平均投与量 5.0 mg）のどちらがせん妄を改善させるかを，前向き観察研究（プラセボ群を含まない無作為化比較試験だが，本臨床疑問では観察研究とした）によって検討した。DRS-R-98 スコアが＜15.25 かつ≧4.5 点減少したものを治療に反応したと定義し，その反応率をメインアウトカムとした。両群ともに有意な改善が認められたが，両群間に有意差を認めなかった。安全性については，オランザピン投与群の 18.3％で傾眠，4％で手指振戦，2％で筋固縮を認め，ハロペリドール投与群の 20.4％で傾眠，6.1％で手指振戦，4％で筋固縮を認めた。

Okuyama[4] らは，緩和ケアを受けていて低活動型せん妄を有する進行がん患者 218 名を対象に，抗精神病薬またはトラゾドンの投与（経口，経静脈，皮下，筋肉内のいずれか）が低活動型せん妄を改善させるかを，前向き観察研究によって検討した。3日後において，DRS-R-98 スコアに有意な変化を認めなかった。抗精神病薬を投与された患者 208 名のみで検討しても同様の結果であった。また，すべての患者のうち 19 名に鎮静，3名に転落，2名に誤嚥性肺炎を認めた。抗精神病薬，トラゾドンに関連した死亡例はなかった。

Hui ら[5] は，18 歳以上の興奮を伴うせん妄を有する進行がん患者 90 名を対象に，ハロペリドール静脈内投与にロラゼパムを静脈内投与で追加することがせん妄を改善させるかを，29 名のプラセボ群（ハロペリドール静脈内投与にプラセボ静脈内投与を併用）と比較した非対照試験によって検討した（本臨床疑問では，この無作為化比較試験のプラセボ群のデータを観察研究として使用）。ロラゼパム併用群の方がプラセボ群に比較して有意に大きく RASS スコアを低下させたが，プラセボ群でも有意な RASS スコアの低下を認めた。プラセボ群の有害事象は寡動 4 名，多動 2 名，アカシジア 1 名であり，ロラゼパム併用群の有害事象は寡動 3 名，多動 1 名，アカシジア 3 名であった。

竹内ら[6] は，緩和ケアを受けていて何らかの理由にて内服不可能となったせん妄を有するがん患者 108 名に対して，クエチアピン坐剤（25 mg）がせん妄を改善させるかを，後ろ向き観察研究によって検討した。ADS スコアが有意に低下した。また，16 例で有害事象（傾眠 9 例，黒色便 4 例，呼吸抑制 1 例，高血糖 1 例，低血糖 1 例）を認めた。

Matsuda ら[7] は，せん妄（過活動型せん妄 8 名，混合型せん妄 7 名）を有する進行がん患者 15 名を対象に，リスペリドン 0.5 mg/日または 1.0 mg/日の経口投与がせん妄を改善させるかを，前向き観察研究によって検討した。投与開始後 7 日目に，10 名の患者で DRS-R-98 スコアの寛解（15≧DRS-R-98）に至った。明らかな有害事象は認めなかった。

Tanimukai ら[8] は，せん妄を有するがん患者 27 名を対象に，抗精神病薬（ハロペリドール 7 名，リスペリドン 6 名，オランザピン 3 名，クエチアピン 11 名）を投与し，半減期の長さにより，長半減期（Long $T_{1/2}$）群（ハロペリドール，リスペリドン，オランザピン）と短半減期（Short $T_{1/2}$）群（クエチアピン）に分けどちらが，また，薬

理学的作用点の差異から，multi-acting receptor-targeted antipsychotics（MARTA）群（オランザピン，クエチアピン）と non-MARTA 群（ハロペリドール，リスペリドン）に分けどちらがせん妄を改善させるかを，前向き観察研究によって検討した。Long $T_{1/2}$ 群では投与開始後 3 日目の MDAS スコアが投与前に比べて有意に改善し，Short $T_{1/2}$ 群では投与開始後 3 日目および 7 日目の MDAS スコアが投与前に比べて有意に改善した。Non-MARTA 群では投与開始後 3 日目の MDAS スコアが投与前に比べて有意に改善し，MARTA 群では投与開始後 3 日目および 7 日目の MDAS スコアが投与前に比べて有意に改善した。明らかな有害事象は認めなかった。

　Kishi ら[9]は，せん妄を有する 29 名のがん患者を対象に，リスペリドンの経口投与（平均投与量 1.4 mg/日）がせん妄を改善させるかを，前向き観察研究によって検討した。投与開始 7 日後に 79.3％の患者で DRS-R-98 スコアの改善を認め，そのうち 37.9％が寛解（10≧DRS-R-98）に至った。錐体外路症状は認めず，1 名で軽度の鎮静をきたした。

　渡邉ら[10]，せん妄を有する 21 名のがん患者を対象に，クエチアピンの経口投与（50 mg/日で開始。平均投与量：147.3 mg/日）がせん妄を改善させるかを，後ろ向き観察研究によって検討した。全例で DRS-R-98 スコアが 50％以上改善したが，投与期間に制限がない研究デザインであった。軽度の傾眠とめまいを各 1 名で認めた。

　Elsayem ら[11]は，10 mg/日以上のハロペリドールの非経口投与に反応しない，せん妄を有する進行がん患者 24 名を対象に，オランザピン筋注用製剤 5 mg を 3 日間，8 時間毎に皮下注射にて投与することが，全身および局所にどのような影響を与えるか，前向き観察研究によって検討した。前述のようにこの研究の目的は安全性の検討であったが，37.5％の患者で RASS スコアの改善を認めた。局所における毒性は認めなかったが，全身性の有害事象を 4 名（重篤な血圧低下，奇異性の興奮状態，尿崩症，全身性けいれん各 1 名）で認めた。

　Lin ら[12]は，精神科リエゾンチームにコンサルテーションされた，緩和ケア病棟もしくはホスピス入院中のせん妄を有するがん患者 30 名を対象に，オランザピン，ハロペリドールの経口投与（ともに 15 mg を上限とし，5 mg から開始）のどちらがせん妄を改善させるかを，前向き観察研究によって検討した。オランザピン群では投与開始 7 日目の Delirium Rating Scale-Chinese（DRS-c）スコアと投与開始 24 時間後の Clinical Global Impression-Severity（CGI-S）スコアに有意な改善を認めた。ハロペリドール群では投与開始 24 時間後，48 時間後，7 日目の DRS-c スコアにおいて有意な改善を認め，投与開始 24 時間後の CGI-S スコアに有意な改善を認めた。明らかな有害事象は認めなかった。

　Breitbart ら[13]は，79 名のせん妄を有するがん患者を対象に，オランザピンの経口投与（7 日目あるいは観察終了時の平均投与量：6.3 mg/日）がせん妄を改善させるかを，前向き観察研究によって検討した。7 日後の MDAS スコアが有意に低下した。錐体外路症状をきたした症例はなく，30％の症例で鎮静を認めたが投与中断は要しなかった。

90

[解　説]

　以上より，無作為化比較試験1件[1]で，抗精神病薬投与はせん妄の悪化，錐体外路症状の増加，死亡率の増加を示し，11件の観察研究[2,3,5-13]で抗精神病薬の有効性，安全性が示唆され，1件の観察研究[4]で抗精神病薬の有効性は乏しいことが示された。しかし，前述の無作為化比較試験[1]では緩和ケア病棟に入院中の患者で軽度〜中等度のせん妄を主な対象としていること，高齢の患者が多く含まれていること（平均年齢74〜75歳），がん以外の患者も含まれていることから，すべてのがん患者への一般化については検討を要する。また，錐体外路症状の増加については統計学的には有意であったものの，評価尺度（**表5**参照）の差が大きいとはいえなかった点，重大な症状は認められなかった点，パーキンソニズムとアカシジアのサブスケールでは有意差を認めなかった点から，その差は臨床的に意義が少ないと考えられる。死亡率の増加については観察期間後の治療が不明であり，ハロペリドール以外の要因が死亡率の増加に影響している可能性がある。また，抗精神病薬の有効性が乏しいことを示した観察研究は，低活動型せん妄を対象としていることから，同じく一般化の可能性は限定されると考えられる。

　したがって，本ガイドラインでは，せん妄を有するがん患者に対して，せん妄の症状軽減を目的として抗精神病薬を投与することを提案する。ただし，せん妄を有する終末期のがん患者（臨床疑問11の詳細を参照）および低活動型せん妄のがん患者に対する抗精神病薬の投与については，慎重に検討する必要がある。

⇒臨床の手引き（P130），総論（P37）参照

（吉村匡史，北浦祐一）

■文　献

1) Agar MR, Lawlor PG, Quinn S, et al. Efficacy of oral risperidone, haloperidol, or placebo for symptoms of delirium among patients in palliative care: a randomized clinical trial. JAMA Intern Med 2017; 177: 34-42

2) Hui D, De La Rosa A, Wilson A, et al. Neuroleptic strategies for terminal agitation in patients with cancer and delirium at an acute palliative care unit: a single-centre, double-blind, parallel-group, randomised trial. Lancet Oncol 2020; 21: 989-98

3) van der Vorst MJDL, Neefjes ECW, Boddaert MSA, et al. Olanzapine versus haloperidol for treatment of delirium in patients with advanced cancer: a phase III randomized clinical trial. Oncologist 2020; 25: e570-7

4) Okuyama T, Yoshiuchi K, Ogawa A, et al.; Phase-R Delirium Study Group. Current pharmacotherapy does not improve severity of hypoactive delirium in patients with advanced cancer: pharmacological audit study of safety and efficacy in real world (Phase-R). Oncologist 2019; 24: e574-82

5) Hui D, Frisbee-Hume S, Wilson A, et al. Effect of lorazepam with haloperidol vs haloperidol alone on agitated delirium in patients with advanced cancer receiving palliative care: a randomized clinical trial. JAMA 2017; 318: 1047-56

6) 竹内愛，高峰美，田村敦子，他. がん患者のせん妄に対する，院内製剤クエチアピン坐剤の使用経験. Palliat Care Res 2017; 12: 717-22

7) Matsuda Y, Nakao Y, Yabe M, et al. Association of the clinical subtype and etiology for delirium with the outcome after risperidone monotherapy in patients having cancer. Osaka City Med J 2016; 62: 19-28

8) Tanimukai H, Tsujimoto H, Matsuda Y, et al. Novel therapeutic strategies for delirium in patients with cancer: a preliminary study. Am J Hosp Palliat Care 2016; 33: 456-62

9）Kishi Y, Kato M, Okuyama T, et al. Treatment of delirium with risperidone in cancer patients. Psychiatry Clin Neurosci 2012; 66: 411-7

10）渡邉明，名越泰秀，黒田友基，他．緩和医療での quetiapine を使用したせん妄治療の有用性．総病精医 2011: 23: 277-86

11）Elsayem A, Bush SH, Munsell MF, et al. Subcutaneous olanzapine for hyperactive or mixed delirium in patients with advanced cancer: a preliminary study. J Pain Symptom Manage 2010; 40: 774-82

12）Lin CJ, Sun FJ, Fang CK, et al. An open trial comparing haloperidol with olanzapine for the treatment of delirium in palliative and hospice center cancer patients. J Intern Med Taiwan. 2008: 19: 346-54.

13）Breitbart W, Tremblay A, Gibson C. An open trial of olanzapine for the treatment of delirium in hospitalized cancer patients. Psychosomatics 2002; 43: 175-82

Ⅲ章

臨床疑問

表5　臨床疑問5：採用文献の概要

著者	研究デザイン	対象	方法		せん妄アウトカム	せん妄の発症率・改善/悪化率	結果 その他
			介入	対照			
Agar, et al. 2017	無作為化比較試験	緩和ケア病棟やホスピス11施設に入院中のせん妄を有するか進行性がつ予後不良の患者249名(がん患者88.3%)	リスペリドン群：経口投与(65歳以上の平均投与量約0.9 mg/日、65歳未満の平均投与量約1.5 mg/日)、82名(全例解析対象) ハロペリドール群：経口投与(65歳以上の平均投与量：約0.8 mg/日、65歳未満の平均投与量約1.8 mg/日)、81名(全例解析対象)	プラセボ群86名(解析対象84名)	Nu-DESCの「不適切な行動」「不適切なコミュニケーション」「幻覚」の3項目の合計点(Delirium Symptom Score)の変化	72時間後において、対照群と比較して、Delirium Symptom Scoreがリスペリドン群で0.48単位(95%CI 0.09-0.86, P=0.02)、ハロペリドール群で0.24単位(95%CI 0.06-0.42, P=0.009)高かった。	リスペリドン群およびハロペリドール群では、プラセボ群と比較して錐体外路症状評価スコア(Extrapyramidal Symptom Rating Scale：ESRS)が有意に高かった[リスペリドン群vs. プラセボ群：0.73(95%CI 0.09-1.37；P=0.03)、ハロペリドール群vs. プラセボ群：0.79(95%CI 0.17-1.41；P=0.01)]。ハロペリドール群では、プラセボ群と比較して生存期間が有意に短かった。
Hui, et al. 2020	無作為化比較試験(本臨床疑問では各抗精神病薬群のデータを観察研究として使用)	緩和ケア病棟入院中で、興奮を伴うせん妄に対して直近24時間でハロペリドール1～8 mgの定期投与または最低4 mgの頓用を受けたが改善を認めない患者68名	増量群：ハロペリドールを4時間毎に2 mgずつ増量、23名(解析対象：15名) 変更群：クロルプロマジン25 mgを4時間毎に投与、22名(解析対象：16名) 併用群：ハロペリドール1 mg+クロルプロマジン12.5 mgを4時間毎に投与、23名(解析対象：14名)	3群比較(プラセボはなし)	RASSスコアの変化	30分以内にすべての群でRASSスコアが有意に低下し、その低下は24時間保たれた。各群間に有意差を認めなかった。	ハロペリドール増量群で6名、クロルプロマジン増量群で5名、併用群で3名において血圧低下を認めた。抗精神病薬に関連した死亡例は認めなかった。

(つづく)

表5　臨床疑問5：採用文献の概要（つづき）

著者	研究デザイン	対象	方法		せん妄アウトカム	結果	
			介入	対照		せん妄の発症率・改善・悪化率	その他
van der Vorst, et al. 2020	無作為化比較試験（プラセボ群を含まない）（本臨床疑問ではプラセボ群のデータは観察研究研究として使用した）	せん妄を有する進行がん患者98名	オランザピン群（開始時平均投与量：8.8 mg/日、試験終了時平均5.0 mg/日）経口投与、筋肉内注射のいずれか、49名。ハロペリドール群（開始時平均投与量：2.5 mg/日、試験終了時平均1.8 mg/日）経口投与、皮下注射のいずれか、49名	なし	投与終了時（最長7日後）の改善率（重症度評価にはDRS-R-98を使用）	投与終了時の改善率はオランザピン群42.9%、ハロペリドール群57.1%で、各群間に有意差を認めなかった。（DRS-R-98スコアが15.25点未満かつ4.5点以上低下を改善と定義）。	オランザピン群の16名（32.7%）において有害事象を認めた（傾眠：10名、振戦：3名、筋固縮：2名、QTc延長：1名）。ハロペリドール群の13名（26.5%）において有害事象を認めた（傾眠：9名、振戦：2名、筋固縮：1名、ゆま：1名）。
Okuyama, et al. 2019	前向き観察研究	緩和ケア病棟入院中または緩和ケアチームにコンサルテーションされた低活動型せん妄を有する進行がん患者218名	抗精神病薬（ハロペリドール：37%、クエチアピン：23%、クロルプロマジン：12%、リスペリドン：9%、アリピプラゾール：3%、ペロスピロン：1%）、トラゾドン（5%）を、経口投与（48%）、静脈内投与（29%）、皮下注射（17%）、筋肉内注射（6%）のいずれか、218名（解析対象は抗精神病薬投与の213名）	なし	投与開始後3日目、7日目のDRS-R-98スコア	3日目において、全患者に有意な変化を認めなかった。抗精神病薬を投与された患者のみでも同様の結果であった。	3日目において、全患者のうち19名に鎮静、3名に転落、2名に誤嚥性肺炎を認めた。抗精神病薬、トラゾドンに関連した死亡例は認めなかった。
Hui, et al. 2017	無作為化比較試験（本臨床疑問ではプラセボ群のデータを観察研究として使用）	緩和ケア病棟入院中で、せん妄に対して直近24時間でハロペリドール1～8 mgの定期投与を受けたが改善のない進行がん患者90名	ハロペリドール静脈内投与（2時間毎に4 mg＋必要に応じて1時間毎に2 mg）にロラゼパム3 mg静脈内投与を併用、47名（解析対象：29名）	プラセボ群（ハロペリドール静脈内投与にプラセボを併用）、43名（解析対象29名）	投与後8時間のRASSスコアの変化	プラセボ群ではRASSスコアが平均2.3単位低下したが、ロラゼパム併用群では平均4.1単位低下しており、プラセボ群に比較して有意な低下を認めた。	プラセボ群の7名に有害事象を認めた（傾眠：4名、多動：2名、アカシジア：1名）。ロラゼパム併用群の7名にも有害事象を認めた（傾眠：3名、多動：1名、アカシジア：3名）。

（つづく）

表5　臨床疑問5：採用文献の概要（つづき）

著者	研究デザイン	対象	方法			結果	
			介入	対照	せん妄アウトカム	せん妄の発症率・改善・悪化率	その他
竹内ら．2017	後ろ向き観察研究	緩和ケア病棟に入院中のがん患者108名	クエチアピン坐剤（開始時平均投与量：28.8 mg/日，最大投与量：48.5 mg/日）108名　うち54例は他の向精神薬を併用	なし	投与直前とクエチアピン坐剤投与後72時間のADSスコアの変化	108名中，前後比較可能であった80名で72時間後にADSスコアの改善を認めた。	108例中16例で有害事象（傾眠9例，黒色便4例，呼吸抑制1例，高血糖1例，低血糖1例）を認めた。
Matsuda, et al. 2016	前向き観察研究	精神科または緩和ケアチームにコンサルテーションされた，せん妄を有する進行がん患者15名	リスペリドン経口投与（0.5 mg/日または1.0 mg/日）15名	なし	投与開始後7日目のDRS-R-98スコア	7日後において，67%の患者でせん妄の寛解（DRS-R-98≦15）に至った。	すべての患者で明らかな有害事象を認めなかった。
Tanimukai, et al. 2016	前向き観察研究	せん妄を有するがん患者27名	ハロペリドール（平均7.1 mg/日）7名　リスペリドン（平均1.0 mg/日）6名　オランザピン（平均5 mg/日）3名　クエチアピン（平均25.0 mg/日）11名　ハロペリドールのみ非経口投与	なし	投与開始後3日目，7日目のMDASスコア	3日後において，すべての患者でMDASスコアの改善を認めた。7日後において，Short T1/2群（クエチアピンおよびMARTA群（オランザピン，クエチアピン）でMDASスコアの改善を認めた。	すべての患者で明らかな有害事象を認めなかった。
Kishi, et al. 2012	前向き観察研究	精神科にコンサルテーションされたせん妄を有するがん患者29名	リスペリドン経口投与量：1.4 mg/日）	なし	投与開始後7日目のDRS-R-98スコア	7日後において，79.3%の患者でDRS-R-98スコアの改善を認め，そのうち37.9%が寛解（DRS-R-98≦10）に至った。	すべての患者で錐体外路症状を認めなかった。1名の患者で軽度の鎮静を認めた。

（つづく）

表 5　臨床疑問 5：採用文献の概要（つづき）

| 著者 | 研究デザイン | 対象 | 方法 | | せん妄アウトカム | せん妄の発症率・改善/悪化率 | 結果 |
			介入	対照			その他
渡邊ら, 2011	後ろ向き観察研究	緩和ケアチームにコンサルテーションされたせん妄を有するがん患者 21 名	クエチアピン経口投与（開始時平均投与量：50 mg/日、平均総投与量：147.3 mg/日）	なし	DRS-R-98 スコアの変化	すべての患者で DRS-R-98 スコアが 50%以上改善した（投与期間の制限なし）。	軽度の傾眠とめまいを各 1 名で認めた。
Elsayem, et al. 2010	前向き観察研究	10 mg/日以上のハロペリドールの非経口投与に反応しない、せん妄を有する進行がん患者 24 名	オランザピン筋注用製剤 5 mg を、3 日間 8 時間毎に皮下注射（平均総投与量 40.0 mg）	なし	RASS スコアの変化	投与終了時（最長 3 日後）において、37.5%の患者で RASS スコアの改善を認めた。	注射部位の毒性はすべての患者で認めなかった。4 名の患者で有害事象（重篤な低血圧、興奮状態、尿閉症、全身性けいれん各 1 名）を認めた。
Lin, et al. 2008	非対称試験	精神科リエゾンチームにコンサルテーションされ、緩和ケア病棟もしくはホスピス入院中のせん妄を有するがん患者 30 名	オランザピン経口投与群 16 名 ハロペリドール経口投与群 14 名	なし	投与開始後 48 時間、7 日目の DRS-c スコア	オランザピン群で、7 日後において DRS-c スコアの改善を認めた。ハロペリドール群で、24 時間後、48 時間後、7 日後において DRS-c スコアの改善を認めた。改善率において、各群間に有意差を認めなかった。	すべての患者で明らかな有害事象を認めなかった。
Breitbart, et al. 2002	前向き観察研究	せん妄を有するがん患者 79 名	オランザピン経口投与（7 日目あるいは観察終了時の平均投与量：6.3 mg/日）	なし	投与開始後 2～3 日目、4～7 日目の MDAS スコア	7 日後において MDAS スコアの改善を認めた。	30%の患者において鎮静を認めたが、投与中断は必要としなかった。

Ⅲ章

臨床疑問

臨床疑問 6

せん妄を有するがん患者に対して，せん妄の症状軽減を目的として，トラゾドンを単独で投与することは推奨されるか？

▶推奨文

せん妄を有するがん患者に対して，せん妄の症状軽減を目的として，トラゾドンを単独で投与することを提案する。

■推奨の強さ：2（弱い）
■エビデンスの確実性（強さ）：D（非常に弱い）

[採用文献の概要]

　本臨床疑問に関する臨床研究としては，がん患者を対象とした観察研究＊が1件あった。非がん患者を対象とした研究についてもレビューを行ったが，システマティックレビュー・メタアナリシス，無作為化比較試験は同定できなかった。

　Maeda ら[1]は，緩和ケアを受けていてせん妄を有するがん患者818名のうちトラゾドンが投与された患者38名（過活動型せん妄14名，低活動型せん妄12名，混合型4名，分類不能8名）を対象に，トラゾドンの投与3日後においてせん妄が改善するかを多施設の前向き観察研究の二次解析によって検討した。トラゾドンが投与された患者のうち5名はベンゾジアゼピン系薬，10名はラメルテオンが併用投与されていた。その結果，トラゾドン（投与量中央値37.5 mg/日）投与3日後のDRS-R-98の合計スコアが有意に改善した。また，下位スケールでは，睡眠覚醒サイクル，情動の変容，運動性焦燥で有意な改善がみられた。安全性については，トラゾドン投与後7日間に11名で計16件の有害事象（眠気9名，転倒・転落2名，誤嚥性肺炎2名など）が報告されたが，トラゾドンとの因果関係が疑われる有害事象は，眠気が4名，誤嚥性肺炎，血小板減少，めまいが各1名であった。

[解　説]

　上記記載のように，がん患者のせん妄に対するトラゾドン投与については，1件の観察研究で有効性や安全性が報告されているのみであった。

　一方，非がん患者も対象に含めた観察研究において，せん妄に対するトラゾドンの有効性や安全性，臨床現場での使用状況について，以下のような報告を認めた。

　Okamoto ら[a]は，せん妄を有する入院患者7名（うち，がん患者2名）（過活動型せん妄5名，混合型せん妄2名）を対象に，せん妄に対するトラゾドンの有効性を検討した。2名は既に投与されていたベンゾジアゼピン系薬にトラゾドンが追加投与され，

＊本ガイドラインでは，横断的観察研究，後ろ向き観察研究，前向き観察研究，非対照試験（無作為化比較試験の単アーム利用も含む）を観察研究と定義した。

5 名は抗精神病薬からの変更でトラゾドン＋ベンゾジアゼピン系薬が併用投与された。その結果，統計学的な検討はされていないが，いずれの患者においてもトラゾドン（範囲：12.5〜200 mg/日）投与後 1〜3 日以内に DRS の合計スコア（重症度に関する 7 項目）の低下を認めた。有害事象は報告されなかった。

　Ishii ら[b)]は，がん患者を含むせん妄を有する患者 442 名のうち，トラゾドンが単独投与もしくはトラゾドン＋ラメルテオンが併用投与された 92 名の患者を対象に，トラゾドン単独投与およびトラゾドン＋ラメルテオン併用投与が 3〜7 日後においてせん妄を改善するかを単施設の後ろ向き観察研究によって検討した。その結果，トラゾドンが単独投与された 33 名（うち，がん患者 12 名）（平均投与量：トラゾドン 35.6 mg/日），トラゾドン＋ラメルテオンが併用投与された 59 名（うち，がん患者 24 名）（平均投与量：トラゾドン 32.6 mg/日，ラメルテオン 7.8 mg/日）の両群において，DRS-R-98 の合計スコアが有意に改善した。また，安全性については，トラゾドン単独投与群ではせん妄の悪化が 2 名で報告され，トラゾドン＋ラメルテオン併用投与群では眠気が 2 名，せん妄の悪化が 1 名で報告された。

　Wada ら[c)]は，せん妄を有する入院患者 194 名（がん患者が含まれるかは記載がなく不明）（うち，低活動型せん妄 10 名）を対象に，せん妄に対して投与された第一選択薬および第二選択薬，その有効性や安全性を単施設の後ろ向き観察研究によって検討した。その結果，第一選択薬としてはトラゾドンが最も多く使用されており（平均投与量 80.3 mg/日，範囲 25〜200 mg/日），第一選択薬としてトラゾドンが投与された群（100 名），クエチアピンが投与された群（57 名）の比較では，中等度のせん妄に対してはトラゾドン，最重度のせん妄に対してはクエチアピンが選択されており，せん妄の持続期間，抗精神病薬の頓用を使用した割合，有害事象により第二選択薬へ変更となった割合は両群間に有意差を認めなかった。

　また，非がん患者において，せん妄発症の原因としてトラゾドン投与が疑われた複数の症例報告が存在する[d-f)]。

　以上より，がん患者を対象とした 1 件の観察研究[1)]において，せん妄に対するトラゾドンの有効性が示唆されているが，質の高い研究ではなく，共介入である他の薬剤や非薬物療法の影響を除外できないことから，トラゾドンの単独投与がせん妄症状を軽減する十分な根拠とはいえない。また，非がん患者も対象に含む 2 件の観察研究[b,c)]においても，せん妄に対するトラゾドンの有効性が示唆されているが，これらも同様に質の高い研究ではなく，共介入の影響を除外できず，がん患者への一般化については検討を有する。安全性としては，少数例で眠気，せん妄の悪化などが報告されているが，せん妄を有する患者に対するトラゾドンの投与が傾眠や転倒・転落のリスクの有意な上昇と関連するかどうかは明らかでない。

　一方で，わが国の臨床現場では，特に低活動型せん妄を有する患者の治療薬としてトラゾドンが既に使用されていることが報告されている。Okumura ら[g)]は，わが国の総合病院の精神科医 136 名を対象として（回答率 27.5％），せん妄治療の第一選択薬の推奨をせん妄の病型，患者の年齢，腎機能，糖尿病の有無，投与経路のカテゴリー別に調査した。その結果，経口剤では，過活動型せん妄に対しては精神科医の大半が抗

精神病薬を第一選択薬として推奨していたが，低活動型せん妄に対しては，患者の年齢，腎機能，糖尿病の有無によらず，3割以上の精神科医がトラゾドンを第一選択薬として推奨していた。

　以上より，せん妄に対するトラゾドンの単独投与の有効性に関する根拠の確実性は非常に弱いものの，想定される益（せん妄の症状を軽減する可能性）が不利益（有害事象の報告はあるが重篤な有害事象のリスク上昇は明らかではない，患者の負担や費用は少ない）をその差は小さいものの上回っていると，委員会の合意として判断した。

　したがって，本ガイドラインでは，せん妄を有するがん患者に対して，せん妄の症状軽減を目的としてトラゾドンを単独で投与することを提案する。ただし，そのエビデンスの確実性（強さ）はDである。本ガイドラインにおける抗精神病薬の投与のエビデンスの確実性（強さ）はCであることを参考に，せん妄の活動性，有害事象のリスク，患者の全身状態などに鑑みて，状況に応じて適切な薬剤選択を行うことが望ましい。抗精神病薬の投与に関しては臨床疑問5で詳説する。

⇒臨床の手引き（P130），総論（P37）参照

（原島沙季，和田佐保）

┃文　献

1) Maeda I, Inoue S, Uemura K, et al.; Phase-R Delirium Study Group. Low-dose trazodone for delirium in patients with cancer who received specialist palliative care: a multicenter prospective study. J Palliat Med 2021; 24: 914-8

┃参考文献

a) Okamoto Y, Matsuoka Y, Sasaki T, et al. Trazodone in the treatment of delirium. J Clin Psychopharmacol 1999; 19: 280-2

b) Ishii T, Morimoto T, Shiraishi M, et al. Retrospective study of trazodone monotherapy compared with ramelteon and trazodone combination therapy for the management of delirium. J Psychiatry 2018; 21: 444

c) Wada K, Morita Y, Iwamoto T, et al. First- and second-line pharmacological treatment for delirium in general hospital setting-retrospective analysis. Asian J Psychiatr 2018; 32: 50-3

d) Pereira AT, Mota D, Ribeiro L, et al. Trazodone-induced delirium: case report. Rev Colomb Psiquiatr 2020; 49: 199-201

e) Lennkh C, Fischer P, Küfferle B, et al. Occurrence of trazodone-induced delirium. Int Clin Psychopharmacol 1998; 13: 225-8

f) Damlouji NF, Ferguson JM. Trazodone-induced delirium in bulimic patients. Am J Psychiatry 1984; 141: 434-5

g) Okumura Y, Hatta K, Wada K, et al.; DELIRIA-J Group. Expert opinions on the first-line pharmacological treatment for delirium in Japan: a conjoint analysis. Int Psychogeriatr 2016; 28: 1041-50

表 6　臨床疑問 6：採用文献の概要

著者	研究デザイン	対象	方法		せん妄アウトカム	結果		
			介入	対照	せん妄アウトカム	せん妄の改善	その他
Maeda, et al. 2021	前向き観察研究	緩和ケアを受けていてせん妄を有するがん患者 818 名のうちトラゾドンが投与された患者 38 名	トラゾドン経口投与（投与量中央値 37.5 mg/日）うち5 名はベンゾジアゼピン系薬，10 名はラメルテオンを併用投与	なし	投与開始後 3 日目の DRS-R-98 スコア	DRS-R-98 の合計スコアの平均値が 11.6（登録時）から 8.7（治療 3 日後）に有意に低下した。また，DRS-R-98 の下位スケールでは，睡眠覚醒サイクル，情動の変容，運動性焦燥のスコアが有意に低下した。	トラゾドン投与後 7 日間に 11 名で計 16 件の有害事象（眠気 9 名，転倒・転落 2 名，誤嚥性肺炎 2 名など）が報告された。トラゾドンとの因果関係が疑われる有害事象とし ては，眠気が 4 名，誤嚥性肺炎，血小板減少，めまいが各 1 名であった。

臨床疑問7

せん妄を有するがん患者に対して，せん妄の症状軽減を目的として，ヒドロキシジンを単独で投与することは推奨されるか？

▶ 推奨文

せん妄を有するがん患者に対して，せん妄の症状軽減を目的としてヒドロキシジンを単独で投与しないことを提案する。

■推奨の強さ：2（弱い）

■エビデンスの確実性（強さ）：D（非常に弱い）

[採用文献の概要]

システマティックレビューの結果，本臨床疑問に関する臨床研究は同定できなかった。非がん患者を対象とした研究についてもレビューしたが，システマティックレビュー・メタアナリシス，無作為化比較試験は同定できなかった。

[解　説]

初版以後も，本臨床疑問に関連する新規研究は同定されなかった。そのため，ヒドロキシジンががん患者のせん妄の症状を軽減する根拠はない。

したがって，本ガイドラインでは，せん妄を有するがん患者に対して，せん妄の症状軽減を目的としてヒドロキシジンを第一選択薬として単独で投与しないことを提案する。

⇒臨床の手引き（P130），総論（P37）参照

（和田佐保，原島沙季）

臨床疑問 8

せん妄を有するがん患者に対して，せん妄の症状軽減を目的として，ベンゾジアゼピン系薬を<u>単独で</u>投与することは推奨されるか？

▶ 推奨文

せん妄を有するがん患者に対して，せん妄の症状軽減を目的として，ベンゾジアゼピン系薬を<u>単独で</u>投与しないことを提案する。

■推奨の強さ：2（弱い）
■エビデンスの確実性（強さ）：C（弱い）

[採用文献の概要]

　システマティックレビューの結果，本臨床疑問に関する臨床研究は同定できなかった。非がん患者を対象とした研究のレビューを行ったところ，システマティックレビューが3件あった。

　Finucane ら[1]は，終末期患者のせん妄の症状軽減を目的とした薬物療法の効果と安全性をシステマティックレビューによって検討した。その結果，4件の無作為化比較試験が包含されたものの，ベンゾジアゼピン系薬を単独で投与した無作為化試験は1件のみであり，プラセボ/無治療と比較した無作為化試験ではなかった。Breitbart ら[a]は，せん妄を有する入院中の AIDS 患者を対象として，ハロペリドール，クロルプロマジン，ベンゾジアゼピン系薬（ロラゼパム）のいずれがせん妄治療として有効かを二重盲検無作為化比較試験によって検討した。その結果，ロラゼパム群に含まれた6名全員にせん妄の増悪，過鎮静などの有害事象が生じたために，ロラゼパム投与については研究中断となったことを報告した。

　Li ら[2]は，集中治療室以外で治療を受けているせん妄を有する患者に対するベンゾジアゼピン系薬の効果と安全性をシステマティックレビューによって検討した。その結果，2件の無作為化比較試験が包含されたものの，先述の Breitbart ら[a]の研究の他にはベンゾジアゼピン系薬の単独投与に関する無作為化比較試験は存在しなかった。

　Wu ら[3]は，成人患者を対象に，薬物療法を行うことが，せん妄の発症予防やせん妄の症状軽減に有効かどうかをシステマティックレビューおよびネットワークメタアナリシスによって検討した。システマティックレビューの結果，治療に関しては20件の無作為化比較試験が包含された。ネットワークメタアナリシスの結果，せん妄の治療反応率に関して，ロラゼパムの単独投与はプラセボに対する優越性が示されないことを報告した〔オッズ比 5.34, 95％信頼区間（CI）0.28-101.95〕。ただし，本研究では，システマティックレビューで同定された対象患者やアウトカム（せん妄の治療反応の定義）が異質な無作為化比較試験を包含してネットワークメタアナリシスが行われていた。

［解　説］

　上記のように，ベンゾジアゼピン系薬の単独投与ががん患者のせん妄の症状軽減に有効であるとのエビデンスはない。一方，せん妄とベンゾジアゼピン系薬の使用については，以下のような報告を認めた。

　Gaudreau ら[b]は，腫瘍科・内科病棟に入院したがん患者 261 名を対象に，1 カ月間 Nu-DESC を反復的に実施してせん妄を同定するとともに，その期間に使用したベンゾジアゼピン系薬を調査し，Cox 比例ハザードモデルを用いてベンゾジアゼピン系薬によるせん妄発症リスクを検討した。その結果，ベンゾジアゼピン系薬の使用（ロラゼパム換算 2 mg 以上）により，せん妄発症リスクが有意に増加することを報告した（ハザード比 2.04，95％CI 1.05-3.97）。

　このように，せん妄に対するベンゾジアゼピン系薬の単独投与は，その有用性を報告するエビデンスは乏しい一方で，むしろせん妄リスクを増加させる可能性があることが複数の研究によって示唆されている。

　また Hui ら[c]は，急性期緩和ケア病棟入院中の死亡直前の進行がん患者（生存期間中央値 68〜73 時間）で，かつハロペリドールによって改善が得られなかった過活動型・混合型せん妄を有する患者を対象に，ベンゾジアゼピン系薬（ロラゼパム 3 mg 静注）を抗精神病薬と併用することは，プラセボを併用することと比較してせん妄を改善するかどうかを，無作為化比較試験によって検討した。主要評価項目である投与後 8 時間時点の RASS スコアのベースラインからの変化は，プラセボ群と比較して，ロラゼパム追加群において有意な減少を認めた。この結果から，ハロペリドールにロラゼパムを追加することはせん妄の不穏・興奮を有意に軽減することが示唆された。ただし，ロラゼパム追加群では鎮静傾向になることも示唆された。

　したがって，本ガイドラインでは，せん妄を有するがん患者に対して，せん妄の症状軽減を目的として，ベンゾジアゼピン系薬を<u>単独</u>で投与しないことを提案する。ただし，死亡直前の過活動型もしくは混合型せん妄の不穏・興奮に対して抗精神病薬が無効である場合には，患者の個別性を考慮しながら抗精神病薬との併用下においてベンゾジアゼピン系薬の使用を検討してもよい（抗精神病薬の投与に関しては臨床疑問 5 で，終末期患者へのアプローチについては臨床疑問 11 で詳説する）。なお，今回の検討結果は，検査時の鎮静や終末期の苦痛緩和のための鎮静（palliative sedation）を否定する根拠を示したものではない。

⇒臨床の手引き（P130），総論（P37）参照

（長谷川貴昭，岡本禎晃）

■文　献

1）Finucane AM, Jones L, Leurent B, et al. Drug therapy for delirium in terminally ill adults. Cochrane Database Syst Rev 2020; 1: CD004770
2）Li Y, Ma J, Jin Y, et al. Benzodiazepines for treatment of patients with delirium excluding those who are cared for in an intensive care unit. Cochrane Database Syst Rev 2020; 2: CD012670
3）Wu YC, Tseng PT, Tu YK, et al. Association of delirium response and safety of pharmacological interventions for the management and prevention of delirium: a network meta-analysis. JAMA Psychiatry 2019; 76: 526-35

参考文献

a）Breitbart W, Marotta R, Platt MM, et al. A double-blind trial of haloperidol, chlorpromazine, and lorazepam in the treatment of delirium in hospitalized AIDS patients. Am J Psychiatry 1996; 153: 231-7

b）Gaudreau JD, Gagnon P, Harel F, et al. Psychoactive medications and risk of delirium in hospitalized cancer patients. J Clin Oncol 2005; 23: 6712-8

c）Hui D, Frisbee-Hume S, Wilson A, et al. Effect of lorazepam with haloperidol vs haloperidol alone on agitated delirium in patients with advanced cancer receiving palliative care: a randomized clinical trial. JAMA 2017; 318: 1047-56

III
章

臨
床
疑
問

表7 臨床疑問8：採用文献の概要

著者	研究デザイン	方法					結果	
		包含された研究	対象	介入	対照	せん妄アウトカム	システマティックレビューやメタアナリシスの結果	その他
Finucane, et al. 2020	システマティックレビュー	無作為化比較試験4件	18歳以上のせん妄を有する終末期患者	薬物療法	他の薬物療法、非薬物療法、プラセボ、通常ケア、待機リスト	せん妄の重症度、興奮、有害事象など	ベンゾジアゼピン系薬と無治療やプラセボを比較した無作為化比較試験は同定できなかった。	ロラゼパムと他の抗精神病薬の投与を比較した研究では、ロラゼパム群に含まれた6名全員にせん妄の増悪、過鎮静、過鎮痛などの有害事象が生じた。
Li, et al. 2020	システマティックレビュー	無作為化比較試験2件	集中治療室以外で治療を受けているせん妄を有する患者	ベンゾジアゼピン系薬	他の薬物療法、プラセボ	せん妄の持続期間、重症度、有害事象など	ベンゾジアゼピン系薬がせん妄を改善することを示唆する十分なエビデンスは認められなかった。	同上
Wu, et al. 2019	システマティックレビュー、ネットワークメタアナリシス	無作為化比較試験58件（うち、せん妄の治療に関するものは20件）	せん妄を有する患者	薬物療法	他の薬物療法、プラセボ	せん妄治療の反応率（さまざまな定義）	ロラゼパムの単独投与はプラセボと比較して優越性が示されなかった（オッズ比5.34、95%CI 0.28-101.95）。	システマティックレビューで同定された対象患者やアウトカム（せん妄の治療反応の定義）が異質な無作為化比較試験を包含してネットワークメタアナリシスが行われていた。すべての薬剤について、全死亡率を上昇させる傾向は認められなかった。

臨床疑問 9

せん妄を有するオピオイド投与中のがん患者に対して，せん妄の症状軽減を目的として，オピオイドスイッチングを行うことは推奨されるか？

▶ **推奨文**

せん妄を有するオピオイド投与中のがん患者に対して，せん妄の症状軽減を目的として，オピオイドスイッチングを行うことを提案する。

■推奨の強さ：2（弱い）
■エビデンスの確実性（強さ）：C（弱い）

［採用文献の概要］

　本臨床疑問に関する臨床研究としては，観察研究*が 7 件（うち，1 件は後ろ向き観察研究）あった。なお，初版以後，本臨床疑問に関連する新規研究は同定されなかった。

　瀧川ら[1]は，モルヒネ静脈内投与中にせん妄を併発した緩和ケア病棟入院中の患者32 名を対象に，モルヒネ注射剤の使用量を 80％に減量し，20％を複方オキシコドン注射剤にスイッチングすることがせん妄を改善するかどうかを，前向き観察研究によって検討した。その結果，スイッチングから 3 日後，解析から除外した 5 名を除いたDSM-Ⅳにより診断された 27 名における MDAS スコアおよび眠気（STAS-J による評価）は有意に改善し，痛み（Faces Pain Scale）には有意な改善を認めなかった。

　Morita ら（2005）[2]は，緩和ケア病棟に入院中の予後 1 カ月かそれ以上のがん患者のうち，モルヒネによりせん妄を発症した患者 20 名を対象に，モルヒネ（投与経路の記載なし）をフェンタニル皮下注射もしくはフェンタニル貼付剤へスイッチングすることがせん妄を改善するかどうかを前向き観察研究によって検討した。その結果，せん妄の評価尺度である MDAS スコアの平均値がスイッチング時と比較して 3 日目，7 日目と有意に改善し，また痛みに関しては Categorical verbal scale および STAS-J の平均値が有意に改善した。

　Moryl ら[3]は，緩和ケア病棟に入院中の難治性の痛みとせん妄を有する患者 20 名を対象に，モルヒネ，フェンタニル，ヒドロモルフォン，またはこれらの併用（すべて注射剤）をメサドン（注射剤，日本未承認）にスイッチングすることがせん妄と痛みを改善するかどうかを前向き観察研究によって検討した。その結果，3 日後の MDASスコアの平均値が改善，また痛みに関しても Numeric Analog Scale の平均値が改善したが，これらの変化について統計学的検討はなされていない。

---

*本ガイドラインでは，横断的観察研究，後ろ向き観察研究，前向き観察研究，非対照試験（無作為化比較試験の単アーム利用も含む）を観察研究と定義した。

　Benitez-Rosario ら[4]は，フェンタニル貼付剤からメサドン経口剤へスイッチングするためのプロトコルを作成した。そのうえで，緩和ケア病棟に入院した患者のうち，フェンタニル貼付剤を使用したにもかかわらず痛みのコントロールが不良，あるいはせん妄を含む重篤な副作用を呈する患者17名を対象に，プロトコルに沿ってフェンタニル貼付剤からメサドン経口剤へスイッチングすることの効果と安全性を前向き観察研究で検討した。その結果，参加者のうち5名がDSM-IV診断基準でせん妄状態にあり，6日後に4名の患者において，正常な精神運動活動，注意力の改善（ability recovery in attention tests）およびMMSEスコア24点以上のすべてを満たしたため，せん妄から改善したことを報告した。なお，せん妄状態にあった5名のうち過活動型せん妄を認めていた3名では，メサドンは皮下注射（日本未承認）で導入され，その後メサドン経口剤に切り替えられた。

　Gagnon ら[5]は，重篤な症状のために緩和ケア病棟に入院した患者のうち，オピオイドスイッチングが必要と判断された患者を対象に，モルヒネ皮下注射やヒドロモルフォン皮下注射からオキシコドン皮下注射へスイッチングすることが，痛みやせん妄，その他のオピオイド関連の副作用の改善に有用かを前向き観察研究によって検討した。その結果，38名がせん妄を理由にオキシコドン皮下注射にスイッチングされ，13名（34％）において臨床評価上せん妄が改善した。ただし，せん妄の診断や改善の判断においては明確な基準を用いられていなかった。

　Maddocks ら[6]は，モルヒネによってDSM-IVの診断基準でせん妄を発症したホスピス入院中のがん患者13名を対象に，モルヒネをオキシコドン皮下注射にスイッチングすることがせん妄を軽減するかを前向き観察研究によって検討した（8名がモルヒネ皮下注射から，3名がモルヒネ経口投与から，2名が本試験に入る前にモルヒネからオキシコドン経口投与あるいはフェンタニル注射を経て，オキシコドン皮下注射にスイッチング）。その結果，6日後に9名（69％）がせん妄の診断基準を満たさなくなった。

　Morita ら（2003）[7]は，2000年から2001年の間の入院患者120名を対象に，死亡前1週間にモルヒネ（投与経路の記載なし）からフェンタニル静脈注射への部分スイッチングと輸液投与量の変更に取り組んだことが，そのような取り組みを導入していなかった1996年から1997年の間の入院患者164名と比較して，せん妄の頻度が異なったかを後ろ向きチャートレビューによって検討した。その結果，MDASの興奮に関する1項目およびCCSで測定されたコミュニケーション能力とも，有意差を認めなかった。

[解　説]
　オピオイドスイッチングとは，オピオイドの副作用により鎮痛効果を得るだけのオピオイドを投与できないときや，鎮痛効果が不十分なときに，投与中のオピオイドから他のオピオイドに変更することをいう。たとえば，腎機能低下患者におけるモルヒネの活性代謝物であるM6Gの蓄積によるせん妄の場合は，モルヒネ以外へオピオイドスイッチングを行うことで改善することがある。一方，オピオイドの投与経路の変更をオピオイドスイッチングに含む場合があり，経口剤や貼付剤でのせん妄は注射剤

に変更することで血中濃度が安定し，せん妄が改善することがある。本臨床疑問において，薬物の変更のみに限定せずにオピオイドスイッチングを定義して検索を行ったが，得られた研究はすべて薬物の変更を伴う介入に関するものであり，同一薬物のまま投与経路のみを変更した研究は認めなかった。なお，日本緩和医療学会編『がん疼痛の薬物療法に関するガイドライン 2020 年版』[a]では，薬物の変更のみをオピオイドスイッチングと定義している。

　今回得られた研究はすべて緩和ケア/ホスピスケアを受けているがん患者を対象として行われた研究であった。効果の大きさや交絡因子などのエビデンスの確実性（質）を評価した結果，エビデンスの確実性（強さ）を引き上げる要素は認められなかった。

　対照群のない観察研究 6 件でオピオイドスイッチングを報告しているが，その実際はモルヒネからフェンタニル，さまざまなオピオイドからメサドン，フェンタニルからメサドン，モルヒネやヒドロモルフォン皮下注射からオキシコドン間欠的皮下注射，モルヒネからオキシコドン皮下注射，モルヒネから複方オキシコドンの部分スイッチングが各 1 件であった。そのなかで，メサドンへのスイッチングに関する研究が 2 件あり，患者の個別性を考慮しながら検討可能な選択肢と思われた。ただし，メサドンへのスイッチング前に高用量のオピオイドが使用されていたこと，メサドンが日本では経口剤でしか投与できないものの当該研究では注射剤を用いて導入がされていたことなど，解釈には注意を要する。また，共介入として抗精神病薬を投与されている研究が多く，せん妄の改善がオピオイドスイッチングの効果であったかは判断できない。なお，今回得られた研究のなかで，オピオイドスイッチングの有害事象である痛みの増悪を報告する研究は認められなかった。

　したがって，本ガイドラインでは，せん妄を有するオピオイド投与中のがん患者に対して，せん妄の症状軽減を目的として，オピオイドスイッチングを行うことを提案する。ただし，モルヒネによってせん妄となっている場合，モルヒネを他のオピオイドにスイッチングすることは弱く推奨されるが，どのオピオイドにスイッチングするべきかについては，それを比較した研究がないため言及できない。

⇒臨床の手引き（P130）参照

（岡本禎晃，長谷川貴昭）

▌文　献

1) 瀧川千鶴子，小村好弘，上田敬子，他．終末期のモルヒネによるせん妄に対する複方オキシコドンへの一部オピオイドローテーションの有用性．日ペインクリニック会誌 2009; 16: 153-7

2) Morita T, Takigawa C, Onishi H, et al.; Japan Pain, Rehabilitation, Palliative Medicine, and Psycho-Oncology (PRPP) Study Group. Opioid rotation from morphine to fentanyl in delirious cancer patients: an open-label trial. J Pain Symptom Manage 2005; 30: 96-103

3) Moryl N, Kogan M, Comfort C, et al. Methadone in the treatment of pain and terminal delirum in advanced cancer patients. Palliat Support Care 2005; 3: 311-7

4) Benitez-Rosario MA, Feria M, Salinas-Martín A, et al. Opioid switching from transdermal fentanyl to oral methadone in patients with cancer pain. Cancer 2004; 101: 2866-73

5) Gagnon B, Bielech M, Watanabe S, et al. The use of intermittent subcutaneous injections of oxycodone for opioid rotation in patients with cancer pain. Support Care Cancer 1999; 7: 265-70

6) Maddocks I, Somogyi A, Abbott F, et al. Attenuation of morphine-induced delirium in palliative care by substitution with infusion of oxycodone. J Pain Symptom Manage 1996; 12: 182-9

7） Morita T, Tei Y, Inoue S. Agitated terminal delirium and association with partial opioid substitution and hydration. J Palliat Med 2003; 6: 557-63

▌▌参考文献

a） 日本緩和医療学会 編. がん疼痛の薬物療法に関するガイドライン 2020 年版. 東京, 金原出版, 2020
http://www.jspm.ne.jp/guidelines/pain/2020/index.php

表8　臨床疑問9：採用文献の概要

著者/研究デザイン	対象	せん妄の原因	介入	共介入の調整	評価	せん妄の改善	その他（痛み、特記事項など）
			方法			結果	
瀧川ら、2009/前向き観察研究	緩和ケア病棟入院中でモルヒネ静脈内投与中にせん妄（DSM-IVの診断基準）を併発した患者32名（80歳未満）	モルヒネの投与中のせん妄で、他のせん妄の原因が明らかではない	静脈内投与していたモルヒネ注射剤の一部を複方オキシコドン注射剤へスイッチング（モルヒネを80%に減量、20%は複方オキシコドン注射剤を導入）	就寝時にハロペリドール0.3 mgの静脈内投与を開始し、必要な場合には同量を追加投与。輸液は継続投与した。	せん妄：MDASスコア10点以下をせん妄からの改善と定義痛み：Faces Pain Scale	MDASの平均値は16.2（治療前）から9.2（治療3日後）に有意に低下した。	Faces Pain Scaleの平均値は2.2（治療前）から1.7（治療3日後）に低下したが、有意では なかった。鎮痛治療の変更が必要（NSAIDsや鎮痛補助薬などの追加投与、1日4回以上のレスキューを使用した場合）になった患者5名は解析から除外した。
Morita, et al. 2005/前向き観察研究	緩和ケア病棟に入院中でモルヒネによるせん妄を発症したがん患者20名（予後1カ月以上、80歳以下）	モルヒネの導入や増量とせん妄に明らかな時間関係があり、他のせん妄の原因が明らかではない	モルヒネからフェンタニル皮下注もしくは貼付剤へのスイッチング	看護介入は推奨され、脱水には輸液を実施、不要薬物は中止。抗精神病薬の頓用使用は許容され、鎮痛補助薬は基本的には維持したが、調整は可能。	せん妄：MDASスコア痛み：Categorical verbal scaleおよびSTAS-J	MDASスコアの平均値が14（登録時）から、6.4（3日目）、3.6（7日目）と有意に減少した。	痛みは、Categorical verbal scaleの平均値が2.2（登録時）から1.3（3日目）、1.1（7日目）と有意に減少、STAS-Jの平均値が2.6（登録時）から1.6（3日目）、1.3（7日目）と有意に減少した。
Moryl, et al. 2005/前向き観察研究	緩和ケア病棟に入院中で難治性の痛み（Numeric Analog Scale≧5）と終末期せん妄（MDASスコア≧10）のある進行がん患者20名	記載なし	モルヒネ、フェンタニル、ヒドロモルフォン、またはこれらの併用（すべて注射剤）をメサドン（注射剤）にスイッチング	記載なし	せん妄：MDASスコア痛み：Numeric Analog Scale	MDASスコアの平均値が23.6（登録時）から、10.6（3日目）と減少した（統計学的な検討なし）。	痛みは、Numeric Analog Scaleの平均値が8.2（登録時）から、2.5（3日目）に減少した（統計学的な検討なし）。

（つづく）

表8 臨床疑問9：採用文献の概要（つづき）

著者/研究デザイン	対象	せん妄の原因	方法		評価	結果	
			介入	共介入の調整		せん妄の改善	その他（痛み、特記事項など）
Benitez-Rosario, et al. 2004/前向き観察研究	強い痛み（フェンタニル貼付剤≧300μg/時, もしくは10日間で3回以上用量調節をしても重度の痛みあり）使用後も重度の神経によるせん妄が, オピオイドによる神経毒性（ミオクローヌス, 幻覚, せん妄）のあるがん患者17名のうち, DSM-IV診断基準でせん妄を有したがん患者5名	他のせん妄の原因が明らかではなく, フェンタニル貼付剤によるせん妄と考えられる	フェンタニル貼付剤からメサドンへのスイッチング（過活動型せん妄を認めていた3名では, メサドン皮下注射, その後メサドン経口剤にスイッチング）	抗精神病薬や鎮痛補助薬を含むその他の薬物療法は同じ用量で継続	せん妄の改善：正常な精神運動活動, 注意力の改善（ability recovery in attention tests）およびMMSEスコア24点以上で定義 痛み：4段階（none, mild, moderate, or severe）	5名のうち, 6日後に4名の患者で改善した。	せん妄のあった患者のみの鎮痛効果に関する記載はないが, 痛みのあった15名の患者の中央値は3（severe）であり, 1日目には2（moderate）, 4日目には1（mild）, 7日目には0（none）になった（4日目と7日目は有意）。
Gagnon, et al. 1999/前向き観察研究	がん痛みに対する鎮痛のためにオピオイドを増量したオピオイドで副作用が出現し, オピオイドを変更する必要があると判断された患者63名のうち, せん妄による変更であったせん妄のあった38名	オピオイドスイッチングが必要と判断された。また, オピオイドの増量過程におきたせん妄	モルヒネ皮下注射やヒドロモルフォン皮下注射からオキシコドン皮下注射へのスイッチング	記載なし	せん妄：臨床診断（基準の記載なし）痛み：VAS	13名で改善した（せん妄の改善の判断の基準が不明）	せん妄のあった患者のみの鎮痛効果に関する記載はないが, 全体の63名のうちオピオイドの換算比を検討した19名の患者のVASの平均値は, 有意な改善はなかった。
Maddocks, et al. 1996/前向き観察研究	ホスピスに入院中でモルヒネによるせん妄を発症したがん患者13名	モルヒネによるせん妄と記載があるが, 詳細は不明	モルヒネからオキシコドン皮下注射へのスイッチング	抗精神病薬や鎮痛補助薬を含むその他の薬物療法は継続	せん妄：DSM-IV 痛み：VAS	6日後に9名（59%）で改善した。	CYP2D6のpoor metabolizerの1名を除く12名の痛みに関してVASの平均値は登録時の30から16.2（6日目）に低下したが, 有意ではなかった。

（つづく）

Ⅲ章 臨床疑問

表 8　臨床疑問 9：採用文献の概要（つづき）

著者/研究デザイン	対象	方法				結果	
		せん妄の原因	介入	共介入の調整	評価	せん妄の改善	その他（痛み、特記事項など）
Morita, et al. 2003/後ろ向き観察研究	単施設ホスピス病棟に入院した患者 120 名	記載なし	モルヒネを高用量に要する場合には、部分的にフェンタニル静脈注射にスイッチングすること（および輸液投与量の変更）	記載なし	せん妄：MDAS スコアの一部（興奮に関する項目など）や ADS, CCS, Fainsinger's consciousness score　痛み：記載なし	ADS（最期の 1 週間）の平均値が 1.7（2000～2001 年）と 1.4（1996～1997 年）と差がなかった。MDAS の 1 項目、CCS, Fainsinger's consciousness score なども差がなかった。	痛みに関する記載なし　後ろ向きチャートレビューにより、モルヒネを部分的にフェンタニルにスイッチングすること および輸液投与量の変更を行っている期間（2000～2001 年）の入院患者 120 名と、そのような取り組みを行っていなかった期間（1996～1997 年）の入院患者 164 名におけるせん妄の重症度の比較

臨床疑問（背景疑問）10

せん妄を有するがん患者に対して，せん妄の症状軽減を目的として，推奨される非薬物療法にはどのようなものがあるか？

▶ **推奨文**

せん妄を有するがん患者に対して，せん妄の症状軽減を目的とする特定の非薬物療法を推奨する根拠には乏しいが，見当識を保つための工夫，早期離床の促進，視聴覚の刺激や環境の調整，身体活動（理学療法），睡眠覚醒リズムの調整，家族教育などを総合的に提供することが有効である可能性がある。

[採用文献の概要]

　本臨床疑問に関する臨床研究としては，がん患者を対象とした観察研究*が1件，非がん患者を対象としたシステマティックレビューが6件あった。

　Tatematsu ら[1]は，緩和ケアチームに依頼となった48名のがん患者を対象に，エクササイズの実施の有無による抗精神病薬の使用量の違いを後ろ向き観察研究によって検討した。エクササイズは1回20分・週に5日間の歩行や関節可動域運動訓練などで，理学療法士が実施した。その結果，エクササイズを実施した群では抗精神病薬の使用量が有意に少なかったことが示された。ただし，対象となった患者にはせん妄発症前よりエクササイズを導入していたものも含まれていた。

　非がん患者を対象とした研究では，Bannon ら[2]は，何らかの疾患がある患者を対象に，非薬物療法がせん妄の予防あるいは治療に有効かをシステマティックレビューおよびメタアナリシスによって検討した。その結果，治療については3件の無作為化比較試験が包含された。そのうち，理学療法による介入を行った Schweickert ら[a]，Morris ら[b]2件の研究を用い，せん妄の持続期間についてメタアナリシスを実施したが，有意差を認めなかった。また，エビデンスの質は低く，研究により介入内容や結果指標が異なるため，結果の統合が困難であることを指摘している。有害事象については，498回の治療セッションで酸素飽和度が80%まで低下したエピソードが1回，橈骨動脈ラインの抜去が1回みられた。また，人工呼吸器の非同期性が原因で治療が中止されたケースが4%あった。ただし有害事象は介入群と対照群で同様であった。また，メタアナリシスを行わなかった研究では，介入群では自己抜去の割合が有意に増加したものの，再挿入を必要とする数には有意差を認めなかった。

　Haley ら[3]は，身体活動がせん妄の予防や治療に有効かを検証するためシステマティックレビューによって検討した。7件の研究が該当し，治療をアウトカムにしたものは Pitkälä ら[c]の研究1件のみであったため，メタアナリシスが実施できなかった。Pitkälä らの研究は，身体活動（理学療法）が含まれた複合的介入で，MDAS で重症度

---

　*本ガイドラインでは，横断的観察研究，後ろ向き観察研究，前向き観察研究，非対照試験（無作為化比較試験の単アーム利用も含む）を観察研究と定義した。

評価を実施したところ，せん妄の症状の有意な改善と維持がみられた。有害事象については記載されていなかった。

　Abraha ら[4]は，60 歳以上の高齢者を対象に，非薬物療法がせん妄の治療あるいは予防に有効かをシステマティックレビューおよびメタアナリシスによって検討した。その結果，治療については 4 件の無作為化比較試験が包含された。介入内容は，個別のケアプランの立案を共通の要素としつつも研究によって異なっていたが，見当識の確保，早期離床の促進，家族教育，環境の刺激統制などが実施されていた。結果指標の評価についても研究による相違があったため，メタアナリシスは実施されなかった。

　Britton ら[5]は，慢性認知機能障害がありかつ入院後にせん妄を発症した患者を対象に，多職種チームによるせん妄治療を行うことがせん妄期間を短くするかどうか，システマティックレビューおよびメタアナリシスによって検討した。多職種チームによるせん妄治療には，精神状態を含めた医学的な評価，投薬の確認，看護スタッフによる介入，見当識の確保，環境統制，日常生活動作の訓練，家族によるケアといった介入が含まれた。対象者の一部に慢性認知機能障害を有する適格基準を満たす研究が 1 件のみであったため，有効なデータは得られなかった。

　Hosie ら[6]は，緩和ケアを必要とする入院中の患者に対するせん妄予防と治療における介入内容や実施者，評価項目などについてシステマティックレビューによって検討した。29 件の研究が該当し，治療については 3 件の研究が該当した。Cole ら[d,e]の研究では無作為化比較試験で複合的介入（精神科医による診察と治療の提案，看護師の連日訪問と環境調整）を行い，Chong ら[f]の研究は，前後比較試験で複合的介入を行っている。治療的介入の共通項は認知的な活動，身体活動，聴覚/視覚の調整，睡眠覚醒リズムを整える，環境調整であった。効果評価についての分析は未実施であった。なお，Chong ら[f]の研究では有害事象についても言及しており，介入群では身体拘束，褥瘡，感染症が有意に減少した。

　Milisen ら[7]は，60 歳以上の入院患者を対象に，複合的介入によるせん妄予防と治療が有効かをシステマティックレビューによって検討した。7 件の研究が該当し，治療的介入は 3 件の研究が該当した。Cole ら[d,e]の研究では無作為化比較試験で複合的介入（精神科医による診察と治療の提案，看護師の連日訪問と環境調整）を実施し，Milisen ら[g]は前後比較試験（NEECHAM で評価し，該当した場合は看護師がせん妄の原因を評価・必要時コンサルテーション）を実施した。Cole ら（1994）[d]の研究では認知機能の改善を報告したが，Cole ら（2002）[e]の研究では有意差を認めなかった。Milisen ら[g]はせん妄の持続期間，重症度の改善を報告している。有害事象については記載されていなかった。

［解　説］

　非薬物療法における治療的介入については，がん患者を対象とした臨床研究は観察研究 1 件のみであり，評価についても抗精神病薬の使用量という間接的なものにとどまっていた。非がん患者を対象とした臨床研究については，6 件のシステマティックレビューが該当したものの，研究によって有効とするもの，無効とするもの，効果評

価自体が困難であるものが混在しており，研究数も十分でないことから，現段階では明確なせん妄改善効果は示されていない。一方で，非薬物療法を行うことのデメリットについては，有害事象の報告も限られていたが，介入によって有害事象が減る可能性も示唆されており，デメリットは少ないと考えられる。

したがって，本ガイドラインでは，せん妄を有するがん患者に対して，せん妄の症状軽減を目的とする特定の非薬物療法を推奨する根拠には乏しいが，見当識を保つための工夫，早期離床の促進，視聴覚の刺激や環境の調整，身体活動（理学療法），睡眠覚醒リズムの調整，家族教育などを総合的に提供することが有効である可能性がある。非薬物療法は，医師のみならず看護師，薬剤師，リハビリテーションスタッフ，心理職といった職種，さらには家族も参加できる介入法である。複数名，複数の職種で話し合いながら，目の前の患者にとって有益かつ実践可能な介入方法を検討し，可能な人が可能なタイミングで実践していくことが大切であろう。これらの介入の有効性を十分に裏付けするような，非薬物療法に関する質の高い研究が望まれる。
⇒臨床の手引き（P130），総論（P39）参照

（堂谷知香子，平山貴敏）

▌文　献

1) Tatematsu N, Hayashi A, Narita K, et al. The effects of exercise therapy on delirium in cancer patients: a retrospective study. Support Care Cancer 2011; 19: 765-70
2) Bannon L, McGaughey J, Verghis R, et al. The effectiveness of non-pharmacological interventions in reducing the incidence and duration of delirium in critically ill patients: a systematic review and meta-analysis. Intensive Care Med 2019; 45: 1-12
3) Haley MN, Casey P, Kane RY, et al. Delirium management: Let's get physical? A systematic review and meta-analysis. Australas J Ageing 2019; 38: 231-41
4) Abraha I, Trotta F, Rimland JM, et al. Efficacy of non-pharmacological interventions to prevent and treat delirium in older patients: a systematic overview. The SENATOR project ONTOP series. PLoS One 2015; 10: e0123090
5) Britton A, Russell R. Multidisciplinary team interventions for delirium in patients with chronic cognitive impairment. Cochrane Database Syst Rev 2004;（2）: CD000395
6) Hosie A, Siddiqi N, Featherstone I, et al. Inclusion, characteristics and outcomes of people requiring palliative care in studies of non-pharmacological interventions for delirium: a systematic review. Palliat Med 2019; 33: 878-99
7) Milisen K, Lemiengre J, Braes T, et al. Multicomponent intervention strategies for managing delirium in hospitalized older people: systematic review. J Adv Nurs 2005; 52: 79-90

▌参考文献

a) Schweickert WD, Pohlman MC, Pohlman AS, et al. Early physical and occupational therapy in mechanically ventilated, critically ill patients: a randomised controlled trial. Lancet 2009; 373: 1874-82
b) Morris PE, Berry MJ, Files DC, et al. Standardized rehabilitation and hospital length of stay among patients with acute respiratory failure: a randomized clinical trial. JAMA 2016; 315: 2694-702
c) Pitkälä KH, Laurila JV, Strandberg TE, et al. Multicomponent geriatric intervention for elderly inpatients with delirium: a randomized, controlled trial. J Gerontol A Biol Sci Med Sci 2006; 61: 176-81
d) Cole MG, Primeau FJ, Bailey RF, et al. Systematic intervention for elderly inpatients with delirium: a randomized trial. CMAJ 1994; 151: 965-70

e) Cole MG, McCusker J, Bellavance F, et al. Systematic detection and multidisciplinary care of delirium in older medical inpatients: a randomized trial. CMAJ 2002; 167: 753-9

f) Chong MS, Chan M, Tay L, et al. Outcomes of an innovative model of acute delirium care: the Geriatric Monitoring Unit（GMU）. Clin Interv Aging 2014; 9: 603-12

g) Milisen K, Foreman MD, Abraham IL, et al. A nurse-led interdisciplinary intervention program for delirium in elderly hip-fracture patients. J Am Geriatr Soc 2001; 49: 523-32

Ⅲ章

臨床疑問

表9 臨床疑問10：採用文献の概要

◆がん患者

著者	研究デザイン	対象	介入群	比較群	評価	結果
Tatematsu, et al. 2011	後ろ向き観察研究	がん患者	エクササイズ (17名)	非実施 (31名)	抗精神病薬の使用量	使用量が有意に減少 [エクササイズ群 2.198 mg/日、非実施群 5.533 mg/日 (ハロペリドール換算)]

◆非がん患者

著者	研究デザイン	包含された研究	方法			評価	結果	
			対象	介入群	比較群		せん妄の改善	その他
Bannon, et al. 2019	システマティックレビュー・メタアナリシス	無作為化比較試験15件 (本臨床疑問では治療に関する3件のみを使用)	何らかの疾患がある患者	非薬物療法 (メタアナリシス実施では199名)	通常ケア (メタアナリシス実施では研究では205名)	せん妄の発症、持続期間、集中治療室や病院での死亡率、死の質、認知機能、有害事象、QOL	持続期間は有意差なし (Pooled MD=−0.65、99% CI −2.73-1.44、P=0.42)	メタアナリシスが実施できたのは持続期間のみ
Haley, et al. 2019	システマティックレビュー・メタアナリシス	無作為化比較試験7件 (本臨床疑問では治療に関する1件のみを使用)	非がん患者	身体活動 (理学療法) が含まれた複合的介入	非実施	せん妄の発症、持続期間、重症度 (MDAS)、入院期間、退院先、死亡率	メタアナリシスは実施せず	治療的介入の研究ではせん妄症状の改善と維持が報告 (P=0.01)
Abraha, et al. 2015	システマティックレビュー・メタアナリシス	無作為化比較試験4件	60歳以上の患者	非薬物療法	非実施	認知機能、入院期間、死亡率、転院、重症度	メタアナリシスは実施せず	介入内容、評価方法が研究によって異なる
Britton, et al. 2004	システマティックレビュー・メタアナリシス	無作為化比較試験1件	慢性認知機能障害のある入院患者	多職種チームによる介入	通常ケア	せん妄の持続期間、入院期間、感染症、けが、患者家族の苦痛、死亡、転院、認知機能	メタアナリシスは実施せず	
Hosie, et al. 2019	システマティックレビュー	無作為化比較試験10件、前後比較試験11件、その他8件 (本臨床疑問では治療に関する無作為化比較試験2件、前後比較試験1件のみを使用)	緩和ケアを必要とする入院患者	複合的介入	非実施	入院期間、認知機能など	効果評価の分析は実施せず	前後比較試験において、介入群では有害事象 (身体拘束、褥瘡、感染症) が有意に減少

（つづく）

表9　臨床疑問10：採用文献の概要（つづき）

| 著者 | 研究デザイン | 包含された研究 | 方法 | | | | 結果 | |
			対象	介入群	比較群	評価	せん妄の改善	その他
Miilisen, et al. 2005	システマティックレビュー	無作為化比較試験3件，前後比較試験1件，その他3件（本臨床疑問では治療に関する無作為化比較試験2件，前後比較試験1件のみを使用）	60歳以上の入院患者	複合的介入	非実施	認知機能，せん妄，せん妄の持続期間，重症度	無作為化比較試験では認知機能が改善した研究が1件，有意差がみられなかった研究が1件　前後比較試験では持続期間と重症度が改善	

臨床疑問（背景疑問）11

がん患者の終末期のせん妄に対して，せん妄の症状軽減を目的として推奨されるアプローチにはどのようなものがあるか？

▶ 推奨文

がん患者の終末期における軽度から中等度のせん妄に対しては，せん妄の症状軽減を目的として積極的には抗精神病薬を投与しないことを提案する。せん妄が過活動型で重度の場合は抗精神病薬を使用することを検討する。抗精神病薬の効果が不十分な場合は，ベンゾジアゼピン系薬の併用を提案する。

また，終末期においてもせん妄の原因の同定と除去を行うべきであり，脱水が原因と考えられた場合には輸液を，オピオイドが原因と考えられた場合にはオピオイドスイッチングを検討する。

[採用文献の概要]

終末期のがん患者は，その重篤な身体状態，多様な合併症，身体・精神心理・認知機能の障害，さまざまな薬物の使用，予後が限定されていることなどの特徴から，非終末期のがん患者との直接性が保たれているとは言い難い。そこで本ガイドラインでは終末期のがん患者におけるせん妄マネジメントについて，独立して扱うこととした。

なおここで終末期とは予後 1 カ月以内の状態を想定しているが，参照した論文において「終末期」や「緩和ケア病棟入院」との記載があれば予後に関する情報がない場合にも包含することとした。一方，進行がんとの記載のみであれば包含しなかった。

薬物療法について無作為化比較試験が 3 件，観察研究が 2 件，輸液について無作為化比較試験が 2 件，オピオイドスイッチングについては観察研究が 3 件，神経遮断腹腔神経叢ブロックについては観察研究が 1 件あった*。

1）薬物療法

がん患者のせん妄に対する薬物療法については臨床疑問5〜8で詳述しているが，ここでは，そのうち，終末期のがん患者を対象とした研究のみをレビューした。

Hui ら[1]は，緩和ケア病棟入院中の興奮を伴う難治性せん妄に対して，直近 24 時間でハロペリドール 1〜8 mg の定期投与または最低 4 mg の頓用を受けるも改善を認めない患者 68 名を 3 群に分け，ハロペリドール増量，クロルプロマジンへの変更，ハロペリドール＋クロルプロマジンの併用（いずれも静脈内投与）のどの方法がせん妄を改善させるかを無作為化比較試験によって検討した。その結果，30 分以内にすべての群でRASS スコアが有意に低下し，その低下は 24 時間保たれた。各群間に有意差は認めなかった。また，ハロペリドール増量群で 6 名，クロルプロマジンへの変更群で 5 名，

---

*本ガイドラインでは，横断的観察研究，後ろ向き観察研究，前向き観察研究，非対照試験（無作為化比較試験の単アーム利用も含む）を観察研究と定義した。

併用群で 3 名において血圧低下を認めた。抗精神病薬に関連した死亡例はなかった。

　Agar ら[2]は，緩和ケア病棟やホスピス 11 施設に入院中のせん妄を有する進行性かつ予後不良の患者 249 名（がん患者は 88.3％，生存期間中央値が 16〜26 日）を対象に，リスペリドン経口投与（65 歳以上の平均投与量：約 0.9 mg/日，65 歳未満の平均投与量は約 1.5 mg/日）あるいはハロペリドール経口投与（65 歳以上の平均投与量：約 0.8 mg/日，65 歳未満の平均投与量は約 1.8 mg/日）が，プラセボと比較して 72 時間後においてせん妄を改善するかを無作為化比較試験によって検討した。その結果，リスペリドン群およびハロペリドール群では，72 時間後において，プラセボ群と比較して，せん妄の評価尺度（Nu-DESC の「不適切な行動」「不適切なコミュニケーション」「幻覚」の項目の合計点）が有意に高く，せん妄の悪化が示された。また，リスペリドン群およびハロペリドール群では，プラセボ群と比較して錐体外路症状の出現が有意に多かった。ハロペリドール群では，プラセボ群と比較して生存期間が有意に短かった。

　Hui ら[3]は，急性期緩和ケア病棟入院中の死亡直前の進行がん患者（生存期間中央値 68〜73 時間）で，ハロペリドールによって改善が得られなかった興奮を伴うせん妄を有する患者 90 名を対象に，ハロペリドール静脈内投与にロラゼパム静注を追加することがせん妄を改善させるかを，プラセボ群（ハロペリドール静脈内投与にプラセボ静脈内投与を併用）と比較した無作為化比較試験によって検討した。その結果，ロラゼパム併用群の方がプラセボ群に比較して有意に大きく RASS スコアを低下させたが，プラセボ群でも有意な RASS スコアの低下を認めた。プラセボ群の有害事象は寡動 4 名，多動 2 名，アカシジア 1 名であり，ロラゼパム併用群の有害事象は寡動 3 名，多動 1 名，アカシジア 3 名であった。

　Elsayem ら[4]は，10 mg/日以上のハロペリドール非経口投与に反応しないせん妄を有する進行がん患者 24 名を対象に，オランザピン筋注用製剤 5 mg を 3 日間，8 時間毎に皮下注射にて投与することが全身および局所にどのような影響を与えるか，前向き観察研究によって検討した。この研究の目的は安全性の検討であったが，37.5％の患者で RASS スコアの改善を認めた。注射部位における毒性は認めなかったが，全身性の有害事象を 4 名（重篤な血圧低下，奇異性の興奮状態，尿崩症，全身性けいれん各 1 名）で認めた。

　竹内ら[5]は，緩和ケア病棟に入院中に何らかの理由にて内服不可能となったせん妄を有するがん患者 108 名を対象に，クエチアピン坐剤（25 mg）がせん妄を改善させるかを，後ろ向き観察研究によって検討した。解析の対象となった 80 名のうち，クエチアピン坐剤単独で対応した症例は 34 名，クエチアピン坐剤開始後に他剤を併用した症例は 46 名で，いずれの群においても ADS スコアの有意な低下を認めた。ADS の 6 項目すべてにおいて改善がみられたことも報告している。また，16 名で有害事象（傾眠 9 名，黒色便 4 名，呼吸抑制 1 名，高血糖 1 名，低血糖 1 名）を認めた。

2）輸　液

　Bruera ら[6]は，米国の 6 つのホスピスにおいて，脱水症状があり，幻覚・鎮静・ミオクローヌスのいずれか 2 つ，予測予後 1 週間以上，MDAS 13 以下のがん患者 129 名

を対象に，輸液（生理食塩水）1 L/日を 4 時間で投与することは，100 mL/日を 4 時間で投与することと比較して，その後の脱水関連の症状やせん妄症状，QOL，生存期間に関して差があるかを無作為化比較試験によって検討した。介入 4 日後，7 日後のせん妄症状が RASS，MDAS，Nu-DESC を用いて評価された。両群においてせん妄症状は悪化の傾向にあり，介入 4 日後の夜間に評価された Nu-DESC の悪化は 1 L 輸液群で有意に少なかったが，その他の評価では両群間に有意差を認めなかった。

　Cerchietti ら[7]は，口渇，嘔気，せん妄の少なくとも 1 つを有する終末期がん患者 42 例を対象に，1 L/日の皮下輸液（5%グルコース液 1 L に 140 mEq の Na を加えたもの）を行うことは，行わないことと比較して，それら 3 症状の軽減に有効かを，無作為化比較試験によって検討した。ベースラインのせん妄の有無は，DSM-Ⅳ診断基準によって評価されたが，症状の変化はベースライン，24 時間後，48 時間後の MMSE の変化によって評価された。その結果，介入群では 7 名，対照群では 8 名の患者がせん妄の診断に相当し，それらの患者における MMSE の平均値は 24 時間後，48 時間後とも両群間に有意差を認めなかった。

3）オピオイドスイッチング

　オピオイドスイッチングについては 3 件の文献があったが，そのすべての研究が臨床疑問 9 と重複しており，その結果はそのまま本臨床疑問において適応できるものである[8-10]。詳細は臨床疑問 9 を参照されたい。

4）神経遮断腹腔神経叢ブロック

　Arai ら[11]は，緩和ケアチームに依頼された終末期膵がん患者を対象として，神経遮断腹腔神経叢ブロックを併用して疼痛コントロールを行うことが，せん妄の発症やせん妄期間を減少させることに関連していたかを検討するために，19 名の患者に腹腔神経叢ブロックを行い，診療記録から情報を得た歴史的対照群 17 名と比較した。その結果，神経遮断腹腔神経叢ブロックを併用した 17 名ではせん妄の発症率が低く（42%vs. 94%，P＝0.02），せん妄の持続期間が短かった。介入 10 日後，死亡 2 日前の時点においてオピオイドの使用量や痛みの強度がいずれも前者において低く，それがせん妄に対する好ましい結果につながった可能性があった。

［解　説］

　全体的にエビデンスの確実性（質）の高い研究は少なく，個々の患者の状態に応じて対応する必要があると考えられた。臨床疑問 4 で触れたように，終末期においても原因によってはせん妄からの回復は可能と考えられることから，まずはその原因の同定と除去を行うべきである。そのうえで，推測される回復可能性や患者・家族の意向も踏まえて医療のゴールを設定し，臨床疑問 10 で扱った非薬物療法，臨床疑問 12 で扱った家族の望むせん妄ケアなどを行う。

1）薬物療法

　薬物療法に関して，Agar ら[2]の研究では，抗精神病薬のプラセボに対する優位性は示されなかった。しかし，研究の限界として，軽症から中等症のせん妄を対象としていること，アウトカム評価が信頼性・妥当性の確立された方法でないこと（Nu-DESCから3項目のみを抽出），研究デザインにも検討の余地があることなどに留意する必要がある。さらに，終末期では，過活動型せん妄より低活動型せん妄の頻度が高いという報告がある[a]が，本研究ではせん妄の活動性を考慮したサブグループ解析はなされていない。本研究で報告された死亡率の増加については，予後を考慮した無作為化がなされていないこと，生命予後に関して共介入のコントロールがなされていないことなどから，あくまでも偶発的な結果であった可能性を否定できないと考えられた。

　Hui ら[1,3]の研究，および Elsayem ら[4]の研究は，いずれもハロペリドールで十分なコントロールが得られなかった患者を対象とした研究であった。Hui らの2020年の報告[1]では，ハロペリドールでコントロールできなかった終末期の難治性せん妄に対して，ハロペリドールの増量，クロルプロマジンへの変更，またはハロペリドールとクロルプロマジンの併用により効果が得られることが示された。ただし，プラセボ群との比較がないため，本研究で観察された RASS スコアの低下が薬理学的効果によるものなのか，あるいはせん妄の変動性によるものや非薬理学的要素によるものなのかは考察できない。一方で，本研究では，有害事象として血圧低下がみられた症例はあったものの，抗精神病薬に関連した死亡は認めず，終末期がん患者の難治性せん妄に対して抗精神病薬を用いても生命予後に影響がないことが示された。

　竹内ら[5]の研究は後ろ向き診療録調査であること，Elsayem ら[4]の研究はせん妄の治療効果に関する統計学的な検討が行われていないことから，エビデンスの確実性（質）はとても弱く，推奨には採用しなかった。

　これらを踏まえて，がん患者の終末期におけるせん妄に対する抗精神病薬の使用には慎重であるべきと考えられるが，上述の Agar ら[2]の研究の限界を踏まえ，軽度から中等度のせん妄に対しては，「積極的には」投与しないことを提案した。

　他方，重度のせん妄や難治性のせん妄の患者は Agar ら[2]の研究で十分な知見が得られなかったこと，Hui ら[1]の研究では難治性のせん妄にハロペリドールの増量，クロルプロマジンへの変更，またはハロペリドールとクロルプロマジンの併用により効果が得られることが示されたこと，また，過活動型せん妄で症状が著しい場合は，医療やケアの実施や患者の安全確保が困難となることがあり，非終末期における抗精神病薬のエビデンスがあることも考慮して，「過活動型で重度の場合は抗精神病薬を使用することを検討する」と付記し，がん患者の終末期のせん妄全般に対して抗精神病薬を使用しないことを提案するものではないことを示した。

　抗精神病薬でせん妄のコントロールが困難な場合，Hui ら[3]の研究結果を踏まえて，不穏のマネジメントを目的としてベンゾジアゼピン系薬を併用することを検討する。ただし，臨床疑問8で詳述したように，一般にせん妄に対してベンゾジアゼピン系薬を単剤で使用することは推奨されず，それは終末期においても同様に考えるべきである。

いずれにしても，薬物療法については，患者の個別性やケアにおける優先順位など
を考慮しながら慎重に検討する必要がある。

なお，終末期のせん妄に対する鎮静の有用性については，鎮静をせん妄症状の改善
という視点のみから扱うことは困難であったので，本臨床疑問では扱わなかった。

2）輸 液

対象となった2つの無作為化比較試験[6,7]は，いずれもせん妄を結果指標として含ん
でいるものの，介入開始時点にせん妄を有する患者を対象として，輸液がせん妄症状
を改善するかどうかを主目的として実施されたものではない。他方，臨床疑問4で触
れたように，脱水はがん患者のせん妄の原因となりうる可能性が示唆されている。こ
れらを考えあわせ，終末期のせん妄に対して安易な輸液は推奨できないが，せん妄の
主たる原因が脱水と考えられる場合は，せん妄以外の患者の状態も考慮したうえで輸
液を行うことも検討する。

3）神経遮断腹腔神経叢ブロック

神経遮断腹腔神経叢ブロックの併用は，適応がある患者において使用を検討してよ
いが，知見がとても弱いエビデンスに基づいていることと，オピオイド使用量の減少
や痛みの改善など，非特異的なケアの一部と考えられたことから，推奨文には含めな
かった。

したがって，本ガイドラインでは，がん患者の終末期のせん妄に対して，せん妄の
症状軽減を目的として，以下のアプローチを推奨する。
1．終末期における軽度から中等度のせん妄に対しては，積極的には抗精神病薬を投
　与しないことを提案する。
2．せん妄が活動型で重度の場合は抗精神病薬を使用することを検討する。
3．抗精神病薬の効果が不十分な場合は，ベンゾジアゼピン系薬の併用を提案する。
また，輸液の適応，オピオイドスイッチングの適応を検討する。
なお，解説文内せん妄の重症度評価方法については，臨床疑問3を参照されたい。
⇒臨床の手引き（P130），総論（P43）参照

（竹内麻理，角甲　純）

■文　献

1）Hui D, De La Rosa A, Wilson A, et al. Neuroleptic strategies for terminal agitation in patients with cancer and delirium at an acute palliative care unit: a single-centre, double-blind, parallel-group, randomised trial. Lancet Oncol 2020; 21: 989-98
2）Agar MR, Lawlor PG, Quinn S, et al. Efficacy of oral risperidone, haloperidol, or placebo for symptoms of delirium among patients in palliative care: a randomized clinical trial. JAMA Intern Med 2017; 177: 34-42
3）Hui D, Frisbee-Hume S, Wilson A, et al. Effect of lorazepam with haloperidol vs haloperidol alone on agitated delirium in patients with advanced cancer receiving palliative care: a randomized clinical trial. JAMA 2017; 318: 1047-56
4）Elsayem A, Bush SH, Munsell MF, et al. Subcutaneous olanzapine for hyperactive or mixed

delirium in patients with advanced cancer: a preliminary study. J Pain Symptom Manage 2010; 40: 774-82

5）竹内愛，高峰美，田村敦子，他．がん患者のせん妄に対する，院内製剤クエチアピン坐剤の使用経験．Palliat Care Res 2017; 12: 717-22

6）Bruera E, Hui D, Dalal S, et al. Parenteral hydration in patients with advanced cancer: a multicenter, double-blind, placebo-controlled randomized trial. J Clin Oncol 2013; 31: 111-8

7）Cerchietti L, Navigante A, Sauri A, et al. Hypodermoclysis for control of dehydration in terminal-stage cancer. Int J Palliat Nurs 2000; 6: 370-4

8）瀧川千鶴子，小村好弘，上田敬子，他．終末期のモルヒネによるせん妄に対する複方オキシコドンへの一部オピオイドローテーションの有用性．日ペインクリニック会誌 2009; 16: 153-7

9）Moryl N, Kogan M, Comfort C, et al. Methadone in the treatment of pain and terminal delirum in advanced cancer patients. Palliat Support Care 2005; 3: 311-7

10）Morita T, Tei Y, Inoue S. Agitated terminal delirium and association with partial opioid substitution and hydration. J Palliat Med 2003; 6: 557-63

11）Arai YC, Nishihara M, Kobayashi K, et al. Neurolytic celiac plexus block reduces occurrence and duration of terminal delirium in patients with pancreatic cancer. J Anesth 2013; 27: 88-92

┃参考文献

a）Hosie A, Davidson PM, Agar M, et al. Delirium prevalence, incidence, and implications for screening in specialist palliative care inpatient settings: a systematic review. Palliat Med 2013; 27: 486-98

Ⅲ章

臨床疑問

表 10　臨床疑問 11：採用文献の概要

◆薬物療法

著者	研究デザイン	対象	方法		せん妄アウトカム	結果
			介入	対照		
Hui, et al. 2020	無作為化比較試験	緩和ケア病棟入院中で、興奮を伴うせん妄に対して直近 24 時間でハロペリドール 1〜8 mg の定期投与、または最低 4 mg の頓用を受けたが改善を認めない患者 68 名	増量群：ハロペリドールを 4 時間毎に 2 mg ずつ増量、23 名（解析対象：15 名） 変更群：クロルプロマジン 25 mg を 4 時間毎に投与、22 名（解析対象：16 名） 併用群：ハロペリドール 1 mg＋クロルプロマジン 12.5 mg を併用し 4 時間毎に投与、23 名（解析対象：14 名）	三群比較（プラセボはなし）	RASS スコアの変化	30 分以内にすべての群で RASS スコアが有意に低下し、その低下は 24 時間保たれた。群間に有意差は認めなかった。60〜75％の患者に対して、介護者や看護師が苦痛の緩和ができていると評価した。抗精神病薬に関連した死亡例は認めなかった。
Agar, et al. 2017	無作為化比較試験	緩和ケア病棟やホスピス 11 施設に入院中のせん妄を有する進行性がん不良の患者 249 名（がん患者 88.3%）	リスペリドン群：経口投与（65 歳以上の平均投与量約 0.9 mg/日、65 歳未満の平均投与量約 1.5 mg/日）、82 名（全例解析対象） ハロペリドール群：経口投与（65 歳以上の平均投与量：約 0.8 mg/日、65 歳未満の平均投与量約 1.8 mg/日）、81 名（全例解析対象）	プラセボ群 86 名（解析対象 84 名）	Nu-DESC の「不適切な行動」「不適切なコミュニケーション」「幻覚」の 3 項目の合計点（Delirium Symptom Score）の変化	リスペリドン群およびハロペリドール群では、プラセボ群と比較して、せん妄評価尺度 Nu-DESC 3 項目の合計点が有意に高かった。またリスペリドン群およびハロペリドール群では、プラセボ群と比較して錐体外路症状評価スコアが有意に高かった。ハロペリドール群では、プラセボ群が有意に高かった期間が有意に短かった。
Hui, et al. 2017	無作為化比較試験	緩和ケア病棟に入院中で、せん妄に対して直近 24 時間でハロペリドール 1〜8 mg の定期投与を受けたが改善を認めない進行がん患者 90 名	ハロペリドール静脈内投与（2 時間毎に 4 mg＋必要に応じて 1 時間毎にロラゼパム 3 mg 静注を併用、47 名（解析対象：29 名）	プラセボ群（ハロペリドール静脈内投与にプラセボを併用）43 名（解析対象 29 名）	投与後 8 時間の RASS スコアの変化	プラセボ群の 7 名に有害事象を認めた（募動：4 名、多動：2 名、アカシジア：1 名）。ロラゼパム併用群の 7 名に有害事象を認めた（募動：3 名、多動：1 名、アカシジア：3 名）。

（つづく）

表 10　臨床疑問 11：採用文献の概要（つづき）

著者	研究デザイン	対象	方法			結果
			介入	対照	せん妄アウトカム	
Elsayem, et al. 2010	前向き観察研究	10 mg/日以上のハロペリドール非経口投与に反応しない、せん妄を有する進行がん患者 24 名	オランザピン筋注用製剤 5 mg を、3 日間 8 時間毎に皮下注射（平均総投与量 40.0 mg）	なし	せん妄：RASS スコア有害事象：90/50 mmHg 以下への血圧低下、NCI CTCAE Grade 2 以上の毒麻疹 and/or CTCAE Grade 3 以上の注射部位の反応	試験終了時（最長 3 日後）において、37.5%の患者で RASS スコアの改善を認めた。注射部位の毒性はすべての患者で認めなかった。4 名の患者で有害事象（重篤な血圧低下、奇異性の興奮状態、尿閉症、全身性けいれん各 1 名）を認めた。
竹内ら. 2017	後ろ向き観察研究	緩和ケア病棟に入院中のせん妄を有するがん患者 108 名	クエチアピン坐剤投与（開始時平均投与量：28.8 mg/日、最大投与量：48.5 mg/日）、108 名うち 54 例は他の向精神薬を併用	なし	投与直前とクエチアピン坐剤投与後 72 時間の ADS の変化	108 名中、前後比較可能であった 80 名で 72 時間後において ADS スコアの改善を認めた。16 名で有害事象（傾眠 9 名、黒色便 4 名、呼吸抑制 1 名、高血糖 1 名、低血糖 1 名）を認めた。
◆輸液						
Bruera, et al. 2013	無作為化比較試験	脱水症状があり、幻覚・鎮静・ミオクローヌスのいずれか 2 つ、予測予後 1 週間以上、MDAS 13 以下のがん患者 129 名	1 L/日の輸液、63 名（解析対象：49 名）	100 mL/日の輸液群、66 名（解析対象：53 名）	介入 4 日後、7 日後の RASS, MDAS, Nu-DESC	介入 4 日後の夜間の Nu-DESC の悪化は 1 L 輸液群で有意に少なかったが、その他の評価では両群間に有意差はなかった。
Cerchietti, et al. 2000	無作為化比較試験	口渇、嘔気、せん妄のうち少なくとも 1 つを有する終末期がん患者 42 名	1 L/日の輸液、20 名（全例解析対象）	非輸液群、22 名（全例解析対象）	MMSE の変化	輸液群でせん妄と診断されたのは 7 名、非輸液群でせん妄と診断されたのは 8 名であり、MMSE の変化は両群間に有意差はなかった。

（つづく）

表10 臨床疑問11：採用文献の概要（つづき）

著者	研究デザイン	対象	方法			結果
			介入	対照	せん妄アウトカム	
◆オピオイドスイッチング						
瀧川ら，2009	前向き観察研究	緩和ケア病棟入院中でモルヒネ静脈内投与中にせん妄（DSM-IVの診断基準）を併発した患者32名（80歳未満）	静脈内投与しているモルヒネの一部を複方オキシコドン静注へスイッチング（モルヒネを80％に減量，20％は複方オキシコドン注を導入）する。共介入：就寝時にハロペリドール0.3 mgの静脈内投与を開始し，必要な場合には同量の追加投与を行った。輸液は継続投与した。	なし	せん妄：MDASスコア10点以下をせん妄からの改善と定義 痛み：Faces Pain Scale	MDASの平均値は16.2（治療前）から9.2（治療3日後）に有意に低下した。Faces Pain Scaleの平均値は2.2（治療前）から1.7（治療3日後）に低下したが，有意ではなかった。
Moryl, et al. 2005	前向き観察研究	緩和ケア病棟に入院中で難治性の痛み（NAS≧5）と終末期せん妄（MDASスコア≧10）のある進行がん患者20名	オピオイド（モルヒネ10名，フェンタニル5名，ヒドロモルフォン2名，フェンタニルとモルヒネの併用2名，フェンタニルとヒドロモルフォンの併用1名）をメサドンへスイッチング。	なし	せん妄：MDASスコア 痛み：NAS	MDASスコアの平均値が23.6（登録時）から，10.6（3日目）と減少した（統計学的な検討なし）。痛みに関しては，NASの平均値が8.2（登録時）から，2.5（3日目）に減少した（統計学的な検討なし）。
Morita, et al. 2003	後ろ向き観察研究	単施設ホスピス病棟に入院した患者120名	モルヒネを高用量に要する場合は，部分的にフェンタニル注にスイッチング（および輸液投与量の変更）。（オピオイドスイッチングを行ったのは49名）	1996～1997年の間の入院患者164名	せん妄：MDASスコアの一部（興奮に関する項目など）やADS，CCS，Fainsinger's consciousness score 痛み：記載なし	ADS（最期の1週間）の平均値が1.7（2000～2001年）と1.4（1996～1997年）と差がなかった。MDASの項目，CCS，Fainsinger's consciousness scoreなども差がなかった。
◆神経遮断腹腔神経叢ブロック						
Arai, et al. 2013	前向き観察研究	せん妄を有し，痛みに対してオピオイドを使用している終末期がん患者38名	神経遮断腹腔神経叢ブロック19名	診療記録から情報を得た歴史的対照群17名	DOSを用いたせん妄の発症率，持続時間	神経遮断腹腔神経叢ブロック施行後はせん妄の発生率が低く，せん妄の持続期間が短かった。神経遮断腹腔神経叢ブロック群のうち6名に軽度の一過性の血圧低下を認めた。

臨床疑問（背景疑問）12

せん妄を有するがん患者に対して，家族が望むケアにはどのようなものがあるか？

▶ 推奨文

せん妄を有するがん患者に対して家族が望むケアには，大きく分けて，せん妄のために特異的に推奨されるサポート，情報提供によるサポート，せん妄に非特異的なサポート，の3要素がある。

[採用文献の概要]

　本臨床疑問に関する主にがん患者の家族を対象とした臨床研究としては，観察研究*が1件あった。なお，初版以後，本臨床疑問に関連する新規研究は同定されなかった。

　Namba ら[1]は，国内1施設のホスピスで死亡したがん患者の遺族のうち，死亡前2週間の期間にせん妄を発症した患者の遺族20名を対象として，遺族が患者のせん妄をどのように体験したか，どのようなケアを医療者に期待するか，を明らかにするために，面接調査による横断的観察研究を実施した。内容分析の結果，家族が期待するケアとして，①せん妄のために特異的に推奨されるサポート，②情報提供によるサポート，③せん妄に非特異的なサポート，の3要素が同定された。

　せん妄のために特異的に推奨されるサポートとしては，患者の主観的世界を尊重すること，患者にせん妄となる以前と同様に接すること，患者の死に備えることを援助すること，家族の身体的・心理的負担を和らげること，などが含まれた。

　提供すべき情報としては，せん妄の原因，意識混濁が本態であること，選択可能な治療，今後予測される経過，患者とどのように接するか，せん妄が広く生じうる現象であること，などが含まれた。またそれらの情報を患者の日々変化する様子に応じて伝えること，理解しやすい言葉で伝えること，質問しやすい雰囲気を作ること，精神的側面やスピリチュアルな側面についても相談できることなども含まれた。

　せん妄に非特異的なサポートとしては，症状緩和，患者に誠意をもってプロフェッショナルとして接すること，質の高い専門的ケアを提供すること，迅速に対応すること，チームワーク，適切な環境などが含まれた。

[解　説]

　以上より，家族が望む終末期がん患者へのせん妄ケアとして，①せん妄のために特異的に推奨されるサポート，②情報提供によるサポート，③せん妄に非特異的なサポート，の3要素が同定された。

---

*本ガイドラインでは，横断的観察研究，後ろ向き観察研究，前向き観察研究，非対照試験（無作為化比較試験の単アーム利用も含む）を観察研究と定義した。

　ただし本研究結果は1件の質的研究から得られたものであり，どのようなサポートニーズの頻度が高いかは明らかとなっていない。よって，実際には個別の患者や家族の状況を理解するように努めながら，ニーズに応じてケアを組み合わせて行っていく必要がある。

　また，本研究結果にもあるように，患者ケア同様，家族の身体的・心理的負担を和らげるような家族ケアも必要である。以上は，ホスピスで死亡した終末期の患者におけるせん妄に関して得られた知見であり，在宅で死亡した患者への適応や，非終末期の患者への適応には注意が必要である。今後，家族を対象としたさらなる研究が望まれる。

　なお情報提供による家族へのサポートについて，Otani ら[a]は緩和ケアを受けていてせん妄を有する患者の家族に対して，パンフレットを用いてせん妄について説明することは，それまで行っていた通常ケア（歴史的対照群）と比較して，家族のせん妄理解，精神心理的苦痛，せん妄ケアのニーズを改善するかどうかを調査した。その結果，家族のせん妄に関する理解が改善したことを報告しており，そのような資料の活用は有用かもしれない。

⇒臨床の手引き（P130），総論（P13）参照

（角甲　純，竹内麻理）

▌▌文　献

1) Namba M, Morita T, Imura C, et al. Terminal delirium: families' experience. Palliat Med 2007; 21: 587-94

▌▌参考文献

a) Otani H, Morita T, Uno S, et al. Effect of leaflet-based intervention on family members of terminally ill patients with cancer having delirium: historical control study. Am J Hosp Palliat Care 2014; 31: 322-6

表11　臨床疑問12：採用文献の概要

著者	試験デザイン	対象	介入	対照	アウトカム	結果
Namba, et al. 2007	横断的観察研究	1999年1月～2000年12月の期間に，国内1施設のホスピスで亡くなったがん患者のうち，死亡前2週間の期間にせん妄を発症した患者の遺族20名	なし	なし	せん妄に関連する体験や家族が望むケアについて内容分析	せん妄のために特異的に推奨されるサポート，情報提供によるサポート，せん妄に非特異的なサポート，が得られた。

IV章　臨床の手引き

せん妄薬物療法の手引き

1 せん妄治療における薬物療法の位置付け

　　本ガイドラインは，がん患者のせん妄について 12 の臨床疑問を設定し，「Minds 診療ガイドライン作成マニュアル」に従い，システマティックレビューによってエビデンスを集約して作成されたものである。図1にがん患者のせん妄治療の流れと本ガイドラインで扱った臨床疑問との関連を示した。

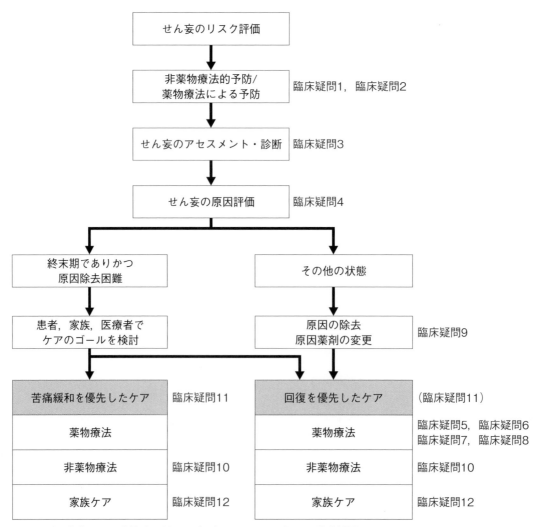

図1　がん患者のせん妄治療の流れと本ガイドラインで扱った臨床疑問

　既に述べたように，せん妄は予防が最も重要であるため，可能な限り早い段階で適切な予防対策を行う。また，がん患者のせん妄治療では，直接因子の除去が最も重要である。すなわち，電解質異常が原因であればその補正が，ベンゾジアゼピン系薬が原因であればその減量・中止が，せん妄改善のためにそれぞれ必須である。そこで，せん妄を認めた際には十分な原因検索を行い，可能な限りそれを除去することが求められる。

　実臨床においては，それらを行いながら薬物療法も検討することになる。例えば，高カルシウム血症が原因のせん妄に対しては，カルシウム値を補正するのに日数が必要であり，その間にせん妄の症状が活発なままだと転倒・転落やライン抜去など多くの問題が生じる可能性がある。したがって，せん妄の症状をマネジメントする目的で，抗精神病薬や鎮静作用を有する抗うつ薬などを用いて薬物療法を行う。

2 本手引きについて

　本ガイドラインの臨床疑問の推奨文や解説文では，具体的な薬物療法（薬剤選択や投与量など）について十分な解説は行われていないが，実臨床では極めてニードが高いものと思われる。そこで，この改訂版では新たに「せん妄薬物療法の手引き」を設け，がん患者のせん妄に対する薬物療法について，具体的かつシンプルに解説する。なお，この手引きは，以下の2つの調査研究で抽出された薬物などを参考に，本ガイドライン作成メンバーが中心となり，実臨床における用法・用量などを具体的にまとめたものである。

1．「終末期がん患者の過活動型せん妄に対する薬物治療の実態」に関する調査研究[1,2]
　〈調査対象〉
　　日本緩和医療学会専門医および暫定指導医，
　　日本サイコオンコロジー学会登録医，
　　日本総合病院精神医学会専門医，
　　がん診療連携拠点病院の緩和ケアチーム精神症状担当医
　　以上，計787名
2．「せん妄治療の第一選択薬」に関する調査研究[3]
　〈調査対象〉
　　日本総合病院精神医学会専門医136名

3 がん患者におけるせん妄の薬物療法についての基本的な考え方

・抗精神病薬または鎮静作用を有する抗うつ薬を用いる。
・薬剤選択の際には，①可逆性，②サブタイプ，③投与経路，④効果，⑤副作用プロフィール（禁忌や相互作用など）などを考慮する。
・せん妄ハイリスクの場合，あらかじめ頓用指示（不眠・不穏時指示）を出しておく。
・頓用指示の使用回数をみながら，定時薬の必要性の判断や用量調整を行う。

表1　せん妄で用いる各薬物の選択理由と特徴（長所・短所）

薬物名	選択する理由・根拠	長所	短所	開始用量*
クエチアピン（セロクエル®）	・半減期が短く，錐体外路症状のリスクが少ないことから，第一選択で用いられる	・鎮静作用が強い ・半減期が短く，持ち越しが少ない ・錐体外路症状が極めて少ない	・幻覚・妄想に対する効果は弱い ・糖尿病に禁忌	25 mg
リスペリドン（リスパダール®）	・幻覚・妄想が顕著な場合や，糖尿病のためクエチアピンを用いることができない場合などに用いられる	・幻覚・妄想に対する効果が強い ・錐体外路症状が少ない	・鎮静作用は弱い ・腎機能障害では効果が遷延する	0.5 mg
トラゾドン（レスリン®/デジレル®）	・せん妄の重症度が低い場合や，抗精神病薬を避けたい場合などに用いられる	・鎮静作用を有する ・半減期が短く，持ち越しが少ない ・筋弛緩作用が少なく，転倒のリスクが少ない	・せん妄治療に関するエビデンスの確実性（強さ）は抗精神病薬より低い（臨床疑問5，6参照） ・鎮静作用が決して強くはないため，興奮が強いせん妄患者には不向き	25 mg
ハロペリドール注（セレネース®注）		・幻覚・妄想に対する効果が強い ・経静脈内投与は錐体外路症状が少ない	・鎮静作用は弱い ・パーキンソン病，重症心不全，レビー小体型認知症に禁忌	0.5 A （2.5 mg）

*処方例としては，定時薬として開始用量を夕食後あるいは就寝前1回服用，不眠・不穏時に定時薬と同量で30分～
1時間以上あけて2～3回/日まで可とする。

・原則として，単剤で少量から開始する。

・特に，高齢の患者や身体的重症度の高い患者など，脆弱性が懸念されるケースでは，標準量の半分程度から開始することが望ましい。

・薬物療法の漸減・中止のタイミングについては，せん妄症状の改善が得られたか，またはせん妄の直接因子が除去された場合を1つの目安とする。

4　せん妄で用いる各薬物の選択理由と特徴（長所・短所）についての基本的な考え方

・せん妄で用いる各薬物の選択理由と特徴（長所・短所）について，**表1**にまとめた（抗精神病薬の薬理学的な特徴については資料P169参照）。

・これらの薬物の特徴に加え，せん妄の活動性，可逆性などを考慮しながら選択するため，それらについて以下に説明する。なおせん妄の活動性については総論P17，可逆性については総論P14を参照のこと。

・わが国において，せん妄に保険適用を有する薬剤はチアプリド1剤のみであるが，2011年9月に厚生労働省から，クエチアピン（セロクエル®），リスペリドン（リスパダール®），ハロペリドール（セレネース®），ペロスピロン（ルーラン®）の4剤について「器質性疾患に伴うせん妄・精神運動興奮状態・易怒性に対する適応外使用を審査上認める」という通知が出されている。

・**表1**の用量設定や処方例などはあくまでも一例であり，これがスタンダードであるとは決して言い切れない。実際には，これらの薬剤がせん妄に対して適応外使用であることを含めて患者や家族へ十分な説明を行い，年齢や身体状況などを考慮に入れながら，慎重に処方することが望ましい。

1）可逆性かつ過活動型せん妄〔内服が可能な場合〕

・内服が可能な場合，抗精神病薬のクエチアピン，リスペリドンのいずれかを用いる。また，鎮静作用を有する抗うつ薬である，トラゾドン（レスリン®/デジレル®）を用いることもある。

・興奮が強いせん妄では鎮静効果の強いクエチアピンを，幻覚・妄想が顕著なせん妄や糖尿病の既往があるケースではリスペリドンを用いる。ただし，リスペリドンを用いる場合は，腎機能を評価したうえで用量を検討する。

2）可逆性かつ過活動型せん妄〔内服が困難・不可能な場合〕

・内服が困難・不可能な場合，主に抗精神病薬のハロペリドール注を用いる。なお，ハロペリドール注で鎮静効果が得られない場合，ベンゾジアゼピン系の注射薬であるミダゾラム注やフルニトラゼパム注の併用を検討する（いずれも呼吸抑制のリスクがあり，呼吸抑制が生じた場合には迅速かつ確実な対応が求められることから，一般病棟で使用する際には十分注意する必要がある。詳細については，添付文書の「重要な基本的注意」を参照のこと）。

IV章

臨床の手引き

〈処方例①〉
【定時薬】
　ハロペリドール注5 mg 0.5 A＋生食50 mL，○時から30分（または1時間）かけて点滴
【不眠・不穏時】
　ハロペリドール注5 mg 0.5 A＋生食20 mL，側管から緩徐に静注，30分（または1時間）あけて計3回まで使用可能
　→静注が不慣れなどの場合は，点滴（定時薬のものと同じ）でも可

〈処方例②〉
　ハロペリドール注5 mg 1 A＋フルニトラゼパム注2 mg 0.5 A＋生食50 mL，20時から，1時間で投与を終える速度で点滴開始
　＊入眠したら滴下を止め，覚醒したら滴下再開，を繰り返す
　＊呼吸抑制に十分注意すること
　＊投与前に救急処置〔アンビューバッグやフルマゼニル注（ベンゾジアゼピン受容体拮抗薬）〕の準備をしておくこと
　＊投与中はパルスオキシメーターや血圧計などで呼吸・循環動態を継続的にモニタリングすること

3) 可逆性かつ低活動型せん妄

・一般的に，低活動型せん妄では薬物療法の有効性が低いとされている。そこで，低活動型せん妄という診断に至ったからという理由のみで，必ずしも薬物療法を行わなくてもよい。

・患者が苦痛を感じている場合は，改善を目指したいせん妄の症状（標的症状）を明らかにしたうえで，その症状に合わせた薬物療法を行う。

・例えば，幻覚・妄想によって患者が苦痛を感じていると判断される場合は，抗精神病薬の使用を検討する。夜間の不眠や睡眠覚醒リズム障害が問題となっている場合は，半減期の短いトラゾドンを用いることがある。

・内服が不可能な場合はハロペリドール注を用いることもあるが，翌日への持ち越しによって日中の傾眠がさらに強くなる可能性があり，積極的な使用は避ける。

4) 不可逆性せん妄

・不可逆性せん妄では，予測生命予後なども勘案しながら，可能な限り前述のような薬物療法を行ったうえで，鎮静の必要性を検討する。

・せん妄の症状に日内変動がある場合などは，間欠的鎮静を行う。

〈処方例〉

ハロペリドール注 5 mg 1 A ＋ミダゾラム注 10 mg 1 A ＋生食 100 mL（ハロペリドール 0.05 mg/mL，ミダゾラム 0.1 mg/mL）

5〜10 mL/時で持続点滴を開始し，1 時間量の早送りなどで調整

＊覚醒を目指す時間の 2 時間前に投与を終了する

＊呼吸抑制に十分注意すること

＊投与前に救急処置〔アンビューバッグやフルマゼニル注（ベンゾジアゼピン受容体拮抗薬）〕の準備をしておくこと

＊投与中はパルスオキシメーターや血圧計などで呼吸・循環動態を継続的にモニタリングすること

→なお，ミダゾラム注の点滴を含む点滴については，病院・施設によって希釈方法や表記などに差があると考えられるため，それぞれの所属施設の規定に基づき十分注意すること

・実施可能な非薬物療法・薬物療法を行っているにもかかわらずせん妄の症状が一日中顕著な場合で，予測される予後が短い場合には，持続的鎮静も適応となる[4]。

（井上真一郎，谷向　仁）

■文　献

1）松田能宣，森田達也，大屋清文，他．内服可能な終末期がん患者の過活動型せん妄に対する薬物治療の実態：緩和医療に関わる医師アンケート調査．第 26 回日本緩和医療学会学術大会，2020

2）松田能宣，森田達也，大屋清文，他．内服不可能な終末期がん患者の過活動型せん妄に対する薬物治療の実態: 緩和医療に関わる医師アンケート調査．第 26 回日本緩和医療学会学術大会，2020

3）Okumura Y, Hatta K, Wada K, et al.; DELIRIA-J Group. Expert opinions on the first-line pharmacological treatment for delirium in Japan: a conjoint analysis. Int Psychogeriatr 2016; 28: 1041-50

4）日本緩和医療学会　編．がん患者の治療抵抗性の苦痛と鎮静に関する基本的な考え方の手引き 2018 年版．金原出版，東京，2018

IV章

臨床の手引き

Ⅴ章　資　料

1 ガイドライン作成過程

1 概　要

　本ガイドラインは，日本サイコオンコロジー学会ガイドライン策定委員会が，日本がんサポーティブケア学会との協働で，Minds 診療ガイドライン作成マニュアル Ver. 2.0（2016.03.15）および 2017 に従って作成した。

　まずせん妄小委員会においてガイドラインの全容と臨床疑問案について検討し，SCOPE を作成した。作成した SCOPE について，外部評価委員（腫瘍内科医 1 名，緩和ケア医 1 名，患者代表 1 名）の評価を受け，その結果を踏まえて最終版を作成した。

　採用された臨床疑問ごとに 2 名以上の担当者を割り当て，各担当者が独立してシステマティックレビューを行うとともに，推奨文および推奨の強さ，エビデンスの確実性（強さ），解説文の草案を作成した。作成された草案についてせん妄小委員会で検討し，原案を作成した。原案について各関連学会および患者団体の代表者が，インターネットアンケートシステムを用いたデルファイ法に従って討議を行い，最終案を作成した。

　ガイドライン全体の原稿が揃った時点で，外部評価委員に全体を通した評価を依頼し，その結果を踏まえてガイドラインの最終版を確定した。

2 臨床疑問の設定

　「I 章 はじめに」で示した「ガイドライン作成の経緯と目的」および「ガイドラインの使用上の注意」に記述した内容に添うように，「診療ガイドラインがカバーする内容に関する事項」「システマティックレビューに関する事項」および「推奨作成から最終化，公開までに関する事項」からなる SCOPE をあらかじめ作成し，4 つの重要臨床課題（せん妄の「予防」「診断方法（アセスメント法）」「原因」「治療・ケア」）に沿った 12 件の臨床疑問を定めた（**表 1**）。なお，臨床疑問 1「非薬物療法予防」，臨床疑問 3「評価」，臨床疑問 4「原因」，臨床疑問 10「非薬物療法治療」，臨床疑問 11「終末期せん妄」，臨床疑問 12「家族が望むケア」は，背景疑問として扱うこととした。

3 システマティックレビュー

　医学図書館員に依頼し，臨床疑問ごとに文献検索を行った。文献の検索は PubMed，Cochrane Library の Cochrane Central Register of Controlled Trials（CENTRAL）と Cochrane Database of Systematic Reviews（CDSR），医中誌 Web を用いて行い，臨床疑問に合わせ

表1　重要臨床課題と臨床疑問

重要臨床課題1：「せん妄の予防」
　臨床疑問1：がん患者に対して，せん妄の発症予防を目的として推奨される非薬物療法にはどのようなものがあるか？
　臨床疑問2：がん患者に対して，せん妄の発症予防を目的に抗精神病薬を投与することは推奨されるか？

重要臨床課題2：「せん妄の診断方法（アセスメント法）」
　臨床疑問3：がん患者のせん妄には，どのような評価方法があるか？

重要臨床課題3：「せん妄の原因」
　臨床疑問4：がん患者のせん妄には，どのような原因（身体的要因・薬剤要因）があるか？

重要臨床課題4：「せん妄の治療・ケア」
　臨床疑問5：せん妄を有するがん患者に対して，せん妄の症状軽減を目的として，抗精神病薬を投与することは推奨されるか？
　臨床疑問6：せん妄を有するがん患者に対して，せん妄の症状軽減を目的として，トラゾドンを単独で投与することは推奨されるか？
　臨床疑問7：せん妄を有するがん患者に対して，せん妄の症状軽減を目的として，ヒドロキシジンを単独で投与することは推奨されるか？
　臨床疑問8：せん妄を有するがん患者に対して，せん妄の症状軽減を目的として，ベンゾジアゼピン系薬を単独で投与することは推奨されるか？
　臨床疑問9：せん妄を有するオピオイド投与中のがん患者に対して，せん妄の症状軽減を目的として，オピオイドスイッチングを行うことは推奨されるか？
　臨床疑問10：せん妄を有するがん患者に対して，せん妄の症状軽減を目的として，推奨される非薬物療法にはどのようなものがあるか？
　臨床疑問11：がん患者の終末期のせん妄に対して，せん妄の症状軽減を目的として，推奨されるアプローチにはどのようなものがあるか？
　臨床疑問12：せん妄を有するがん患者に対して，家族が望むケアにはどのようなものがあるか？

た検索式から抽出された2020年1月31日までのすべての論文を対象とした。このようにしてデータベースから収集された文献に加え，ハンドサーチによって得られた関連文献も適宜包含した。

　ただし，臨床疑問3「評価」と臨床疑問4「原因」では，プレサーチの結果から英文・和文を合わせると相当数の論文が該当することが想定されたため，質の高い研究のみをシステマティックレビューの対象とすることとした。具体的には，抄録から判断できる質の高さの基準として「対象患者数が50名以上であること」を採用して，文献のスクリーニングを行った。ただし対象患者数が50名未満の研究であっても重要と考えられる研究が脱落していないかを確認し，必要と判断された研究は包含した。

　各文献の評価は，2名の担当者が独立して行った。2名の意見が不一致であった場合は，協議により決定した。

　一次スクリーニングとしては，すべての臨床疑問について，「18歳以上のがん患者」を共通の基準とし，予防の臨床疑問は「非せん妄患者」，その他の臨床疑問は「せん妄患者」を対象とした研究を評価した。そのうえで，各臨床疑問に合致した条件（**表2**）を加味した検索式を作成し，データベースから文献を収集するとともに，ハンドサーチにより関連する文献を追加し，その文献のタイトルおよび抄録を独立した2名の担当者が条件に合致しているか否かを判断し文献を選択した。2名の意見が不一致であった場合は，協議により決定した。

表2　各臨床疑問の一次スクリーニングの条件

全臨床疑問共通	18歳以上のがん患者
臨床疑問 1	共通基準＋非せん妄患者＋非薬物療法に関する研究 鎮静，原因治療（補液，電解質補正など）は非薬物療法に含まない
臨床疑問 2	共通基準＋非せん妄患者＋抗精神病薬に関する研究
臨床疑問 3	共通基準＋せん妄患者＋診断・スクリーニングツール・評価に関する研究＋50名以上の研究
臨床疑問 4	共通基準＋せん妄患者＋原因に関する研究＋50名以上の研究
臨床疑問 5	共通基準＋せん妄患者＋抗精神病薬に関する研究
臨床疑問 6	共通基準＋せん妄患者＋トラゾドンに関する研究
臨床疑問 7	共通基準＋せん妄患者＋ヒドロキシジンに関する研究
臨床疑問 8	共通基準＋せん妄患者＋ベンゾジアゼピン系薬に関する研究 鎮静目的のベンゾジアゼピン系薬の使用は含まない
臨床疑問 9	共通基準＋せん妄患者＋オピオイドスイッチングに関する研究
臨床疑問 10	共通基準＋せん妄患者＋非薬物療法に関する研究 鎮静，原因治療（補液，電解質補正など）は非薬物療法に含まない
臨床疑問 11	共通基準＋せん妄患者＋治癒が望めないがん患者を含む研究
臨床疑問 12	共通基準＋せん妄患者＋家族・介護者を対象とした研究

　次いで，二次スクリーニングとして，独立した2名の担当者が，一次スクリーニングで選択された文献の全文を取り寄せて内容を精査し，各臨床疑問の二次スクリーニングの基準に沿ってPICO〔P：患者（Patient），I：介入（Intervention），C：比較対象（Control），O：結果（Outcome）〕の項目ごとにA，B，C評価を行い，採用を判断した（表3）。2名の意見が不一致であった場合は，協議により決定した。

　がん患者を対象とした文献がない，もしくは極めて少ない場合は，非がん患者を対象とした文献にまで広げて文献検索を行った。その際はまずシステマティックレビューおよびメタアナリシスのみを検索し，次いで無作為化比較試験を検索というように研究デザインごとに検索範囲を広げていくこととした。

　個々の採用文献は，エビデンスの評価としてアウトカムごとにバイアスリスク（選択バイアス・実行バイアス・検出バイアス・症例減少バイアス・選択的アウトカム報告・早期試験中止など）と非直接性について，エビデンスの確実性（質）を判定し，介入の効果を含めエビデンス総体を作成した。非直接性はPICのA，B，C評価（表3）を基に評価した。

4　妥当性の検証

　各臨床疑問担当者が，システマティックレビューの結果に基づいて推奨文および推奨の強さ，推奨を支持する強さに対する確信として，エビデンスの確実性（強さ），解説文の草案を作成した。作成された草案についてせん妄小委員会で検討し，原案を作成した（臨床疑問1「非薬物療法予防」，臨床疑問3「評価」，臨床疑問4「原因」，臨床疑問10「非薬物療法治療」，臨床疑問11「終末期せん妄」，臨床疑問12「家族が望

表 3　各臨床疑問の二次スクリーニングの基準

全臨床疑問共通	P：18歳以上のがん患者であること
	A1　妥当
	A2　がん・非がん混在の場合，がん患者が 80% 以上
	A3　年齢混在の場合，18歳以上が 80% 以上
	B　　情報不足
	C　　妥当ではない
	I：臨床疑問ごとに決定
	C：対照群（無作為化比較試験の場合）
	A1　通常治療またはプラセボ
	A2　活性プラセボ程度の介入（パンフレットの配布など，脱落を防ぐ工夫）
	B　　情報不足
	C　　妥当ではない：薬物療法，活性と考えられる非薬物療法
	O：せん妄の診断・重症度評価（臨床疑問 12 を除く）
	A1　信頼性・妥当性の確立した方法でせん妄を評価
	A2　Clinical Global Impressions scale など，全般的評価が行われている
	B　　情報不足
	C　　妥当ではない
臨床疑問 1	I：非薬物療法
	A　　非薬物療法
	B　　情報不足
	C　　妥当ではない
臨床疑問 2	I：抗精神病薬
	A1　抗精神病薬
	A2　抗精神病薬＋対照群と同じ介入
	B　　情報不足
	C　　妥当ではない：多剤併用など
臨床疑問 3	I：アセスメント方法・診断方法（スクリーニングツールを含む）
	A　　特定のアセスメント方法・診断方法
	B　　情報不足
	C　　妥当ではない
	C：なし（特定の方法を使用しないことに比較して）
臨床疑問 4	I：原因の評価
	A1　危険因子の評価（前向きコホート研究）
	A2　関連因子の評価（横断的観察研究）
	B　　情報不足
	C　　妥当ではない（ケースコントロール研究を含む後ろ向き研究）
	C：なし（特定の原因がないことに比較して）
臨床疑問 5	I：抗精神病薬
	A1　抗精神病薬
	A2　抗精神病薬＋対照群と同じ介入
	B　　情報不足
	C　　妥当ではない：多剤併用など
臨床疑問 6	I：トラゾドン
	A1　トラゾドン
	A2　トラゾドン＋対照群と同じ介入
	B　　情報不足
	C　　妥当ではない：多剤併用など
臨床疑問 7	I：ヒドロキシジン
	A1　ヒドロキシジン
	A2　ヒドロキシジン＋対照群と同じ介入
	B　　情報不足
	C　　妥当ではない：多剤併用など

V 章

資料

（つづく）

表 3　各臨床疑問の二次スクリーニングの基準（つづき）

臨床疑問 8	I：ベンゾジアゼピン系薬
	A1　ベンゾジアゼピン系薬
	A2　ベンゾジアゼピン系薬＋対照群と同じ介入
	B　　情報不足
	C　　妥当ではない：多剤併用など
臨床疑問 9	I：オピオイドスイッチング※
	A　　オピオイドスイッチング
	B　　情報不足
	C　　妥当ではない：他のせん妄治療方法併用など
	※オピオイドの副作用により鎮痛効果を得るだけのオピオイドを投与できない時や，鎮痛効果が不十分な時に，投与中のオピオイドから他のオピオイドに変更すること
臨床疑問 10	I：非薬物療法
	A　　非薬物療法
	B　　情報不足
	C　　妥当ではない
臨床疑問 11	P：終末期患者
	A1　予後予測 3 カ月以内と明記されている
	A2　病期が IV 期，再発が 80％を占める
	A3　全体としては上記を満たさないが，A1，A2 条件でサブグループ解析がなされている
	B　　情報不足
	C　　妥当ではない　早期がん，術後，抗がん治療中の患者を対象とした研究
臨床疑問 12	I：がん患者の家族が医療者に期待する患者に対するケア
	A1　家族，介護者が期待するケア
	A2　遺族が期待するケア
	B　　情報不足
	C　　妥当ではない

　むケア」は背景疑問として扱ったため，推奨の強さおよびエビデンスの確実性（強さ）は記載しなかった）。

　原案の妥当性について，関連 9 学会（日本緩和医療学会，日本緩和医療薬学会，日本がん看護学会，日本癌学会，日本がんサポーティブケア学会，日本癌治療学会，日本在宅医療連合学会，日本総合病院精神医学会，日本臨床腫瘍学会）から代表として推薦された各 1 名，患者団体（全国がん患者団体連合会）の代表者 1 名，計 10 名がデルファイ法による討議に参加した。

　デルファイ法はインターネットアンケートシステムを用いて行い，推奨文および推奨の強さ，エビデンスの確実性（強さ），解説文の適切性についてそれぞれ 9 段階（9：最も適切〜1：最も不適切）で評価するとともに，それぞれについて自由記載によるコメントを依頼した。評価は記名にて実施したが，集計した評価をデルファイ委員に公開する際には匿名とした。またあらかじめ，各項目について，中央値 8 以上かつ最大値と最小値の差が 5 以下を議論の収束とするという基準を設けた。

　1 回目のデルファイ法による評価を行った結果，中央値が 8 未満であった項目は 3 項目（臨床疑問 10「非薬物療法治療」推奨文，臨床疑問 11「終末期せん妄」推奨文，臨床疑問 12「家族が望むケア」推奨文），最大値と最小値の差が 5 より大きかった項目は 4 項目（臨床疑問 6「トラゾドン」エビデンスの確実性（強さ），臨床疑問 7「ヒ

ドロキシジン」推奨文および推奨の強さ，エビデンスの確実性（強さ），臨床疑問 9
「オピオイドスイッチング」エビデンスの確実性（強さ），臨床疑問 12「家族が望むケ
ア」推奨文）であった。その評価の中央値，最小値，最大値，コメントを委員に示し，
会議を開催して意見交換を行った。その議論を踏まえて修正版を作成し，作成された
修正版に対して 2 回目のデルファイ法による評価を行った。

　2 回目のデルファイ法では，中央値が 8 未満であった項目も，最大値と最小値の差
が 5 以上であった項目もなく，議論は収束したと判断した。この際に得られたデル
ファイ委員からの意見を踏まえて修正版を作成し，この時点での原稿を最終案とした。

　ガイドライン全体の原稿が揃った時点で，外部評価委員に全体を通した評価を依頼
し，その結果を踏まえてガイドラインの最終版として確定した。

5 日本サイコオンコロジー学会，日本がんサポーティブケア学会の承認

　ガイドラインの最終版は，日本サイコオンコロジー学会，日本がんサポーティブケ
ア学会の両理事会にて回覧され，出版についての承認を得た。

（貞廣良一，奥山　徹，稲垣正俊）

V章

資料

2 文献検索式

系統的文献検索は，下記の方法で行った。

(1) PubMed〔https://www.ncbi.nlm.nih.gov/pubmed〕

(2) CENTRAL（The Cochrane Library）〔https://www.cochranelibrary.com/〕

(3) CDSR（The Cochrane Library）〔https://www.cochranelibrary.com/〕

(4) 医中誌 Web〔https://search.jamas.or.jp/〕

[適格基準]

・2020 年 1 月 31 日時点で掲載されたもの（ただし 2020 年 1 月 31 日以降の文献で重要と判断された文献についてはハンドサーチで追加した）。

・英語もしくは日本語文献

臨床疑問（背景疑問）1 (P54)

がん患者に対して，せん妄の発症予防を目的として推奨される非薬物療法にはどのようなものがあるか？

[一次スクリーニング]

PubMed（検索日　2020 年 2 月 3 日）

#1　((("Delirium" [Mesh]) OR (deliri* [TW]) OR ("acute confusion" [TIAB]) OR ("acute organic psychosyndrome" [TIAB]) OR ("acute organic psychosyndromes" [TIAB]) OR ("acute brain syndrome" [TIAB]) OR ("acute brain syndromes" [TIAB]) OR ("metabolic encephalopathy" [TIAB]) OR ("metabolic encephalopathies" [TIAB]) OR ("acute psycho-organic syndrome" [TIAB]) OR ("clouding of consciousness" [TIAB]) OR ("exogenous psychosis" [TIAB]) OR ("exogenous psychoses" [TIAB]) OR ("toxic psychosis" [TIAB]) OR ("toxic psychoses" [TIAB]) OR ("toxic confusion" [TIAB]) OR (obnubilat* [TIAB])) AND ((neoplasms [Mesh]) OR (cancer [TIAB])) AND Humans [MH] AND English [LA] AND 0001 [EDAT]：2020/01/31 [EDAT]·······996 件

#2　"Primary Prevention" [Mesh] OR prevent* [TW] OR reduc* [TIAB] OR stop* [TIAB] OR taper* [TIAB] OR avoid* [TIAB] OR "cut down" [TIAB] OR "cutting down" [TIAB]·······5,434,129 件

#3　("therapy" [Subheading：noexp] OR "nursing" [Subheading] OR "rehabilitation" [Subheading] OR environment* [TIAB] OR sleep* [TIAB] OR "bright light therapy" [TIAB] OR Phototherapy [Mesh] OR phototherap* [TIAB] OR Exercise Therapy [Mesh] OR "exercise therapy" [TIAB])·······3,243,250 件

#4　#1 AND #2 AND #3·······97 件

検索の結果得られた 97 件の文献のうち，題名・抄録のレビューにより 7 件の文献を二次スクリーニングに採用した。

CENTRAL（検索日　2020 年 2 月 4 日）

#1	MeSH descriptor：［Delirium］explode all trees	691 件
#2	(deliri*)：ti,ab,kw	3,338 件
#3	("acute confusion")：ti,ab,kw	30 件
#4	("acute brain syndromes")：ti,ab,kw	3 件
#5	("metabolic encephalopathy")：ti,ab,kw	19 件
#6	("clouding of consciousness")：ti,ab,kw	2 件
#7	("toxic psychosis")：ti,ab,kw	5 件
#8	("toxic confusion")：ti,ab,kw	1 件
#9	("acute organic psychosyndrome")：ti,ab,kw	0 件
#10	(obnubilat*)：ti,ab,kw	3 件
#11	#1 or #2 or #3 or #4 or #5 or #6 or #7 or #8 or #9 or #10	3,387 件
#12	MeSH descriptor：［Neoplasms］explode all trees	77,072 件
#13	(cancer)：ti,ab,kw	159,283 件
#14	(oncol*)：ti,ab,kw	27,496 件
#15	(neoplasm*)：ti,ab,kw	77,388 件
#16	(carcinoma*)：ti,ab,kw	41,358 件
#17	(tumor or tumour)：ti,ab,kw	73,709 件
#18	#12 or #13 or #14 or #15 or #16 or #17	220,802 件
#19	#11 and #18	327 件
#20	#19 in Trials	320 件

検索の結果得られた 320 件の文献のうち，題名・抄録のレビューにより 15 件の文献を二次スクリーニングに採用した。

CDSR（検索日　2020 年 6 月 9 日）

#1	MeSH descriptor：［Delirium］explode all trees	727 件
#2	(deliri*)：ti,ab,kw（Word variations have been searched）	3,399 件
#3	#1 OR #2 in Cochrane Reviews and Cochrane Protocols	122 件

検索の結果得られた 122 件の文献のうち，題名・抄録のレビューにより 2 件の文献を二次スクリーニングに採用した。

医中誌 Web（検索日　2020 年 2 月 5 日）

#1	((せん妄/TH or せん妄/AL or 譫妄/AL) and (腫瘍/TH or 癌/AL or がん/AL) and (PT ＝原著論文，総説，レター and CK ＝ヒト and PDAT ＝//：2020/01/31))	729 件
#2	(一次予防/TH or 予防/AL or 防止/TA or 回避/TA or 減少/TA)	758,891 件
#3	((非薬物/AL) or (環境/TH or 環境/AL) or (睡眠/TH or 睡眠/AL) or (光線療法/TH or 光線/AL) or (運動療法/TH or 運動療法/AL) or (日常生活活動/TH or 日常生活/AL))	612,370 件
#4	#1 and #2 and #3	32 件

検索の結果得られた 32 件の文献のうち，題名・抄録のレビューにより 6 件の文献を二次スクリーニングに採用した。

［二次スクリーニング］

一次スクリーニングで採用した 30 件の文献のうち，フルテキスト精読の結果，7 件を採用した。また，ハンドサーチにより 3 件の文献を採用した。

臨床疑問 2（P62）
がん患者に対して，せん妄の発症予防を目的に抗精神病薬を投与することは推奨されるか？

［一次スクリーニング］

PubMed（検索日　2020 年 2 月 19 日）

#1　（（（"Delirium"［Mesh]）OR（deliri*［TW]）OR（"acute confusion"［TIAB]）OR（"acute organic psychosyndrome"［TIAB]）OR（"acute organic psychosyndromes"［TIAB]）OR（"acute brain syndrome"［TIAB]）OR（"acute brain syndromes"［TIAB]）OR（"metabolic encephalopathy"［TIAB]）OR（"metabolic encephalopathies"［TIAB]）OR（"acute psycho-organic syndrome"［TIAB]）OR（"clouding of consciousness"［TIAB]）OR（"exogenous psychosis"［TIAB]）OR（"exogenous psychoses"［TIAB]）OR（"toxic psychosis"［TIAB]）OR（"toxic psychoses"［TIAB]）OR（"toxic confusion"［TIAB]）OR（obnubilat*［TIAB]））AND（（neoplasms［Mesh]）OR（cancer［TIAB]））AND Humans［MH]AND English［LA]AND 0001［EDAT]：2020/01/31［EDAT]⋯⋯⋯⋯1,003 件

#2　"Primary Prevention"［Mesh]OR prevent*［tw]OR reduc*［tiab]OR stop*［tiab]OR taper*［tiab]OR avoid*［tiab]OR "cut down"［tiab]OR "cutting down"［tiab]
⋯⋯⋯⋯5,448,581 件

#3　（"Antipsychotic Agents"［Mesh]OR "Antipsychotic Agents"［Pharmacological Action]）OR（antipsychotic*［TW]OR haloperidol［TW]OR quetiapine［TW]OR risperidone［TW]OR olanzapine［TW]OR perospirone［TW]OR chlorpromazine［TW]OR aripiprazole［TW]）⋯⋯⋯⋯145,362 件

#4　#1 AND #2 AND #3⋯⋯⋯⋯26 件

検索の結果得られた 26 件の文献のうち，題名・抄録のレビューにより 8 件の文献を二次スクリーニングに採用した。

CENTRAL（検索日　2020 年 2 月 4 日）
検索式および検索の結果得られた文献は臨床疑問 1 と同じ。
検索の結果得られた 320 件の文献のうち，題名・抄録のレビューにより 5 件の文献を二次スクリーニングに採用した。

CDSR（検索日　2020 年 6 月 9 日）
検索式および検索の結果得られた文献は臨床疑問 1 と同じ。
検索の結果得られた 122 件の文献のうち，題名・抄録のレビューにより 5 件の文献を二次スクリーニングに採用した。

医中誌 Web（検索日　2020 年 2 月 19 日）

#1　（（せん妄/TH or せん妄/AL or 譫妄/AL）and（腫瘍/TH or 癌/AL or がん/AL）and（PT＝原著論文，総説，レター and CK＝ヒト and PDAT＝//：2020/01/31））⋯⋯⋯⋯729 件

#2　（一次予防/TH or 予防/AL or 防止/TA or 回避/TA or 減少/TA）⋯⋯⋯⋯760,084 件

#3　（（抗精神病剤/TH）or（Quetiapine/TH or クエチアピン/AL）or（Risperidone/TH or リスペリドン/AL）or（Olanzapine/TH or オランザピン/AL）or（Haloperidol/TH or ハロペリドール/AL）or（Perospirone/TH or ペロスピロン/AL）or（Chlorpromazine/TH or クロルプロマジン/AL）or（Aripiprazole/TH or アリピプラゾール/AL]））⋯⋯⋯⋯30,184 件

#4　#1 and #2 and #3⋯⋯⋯⋯14 件

検索の結果得られた 14 件の文献のうち，題名・抄録のレビューにより 2 件の文献を二次スクリーニングに採用した。

[二次スクリーニング]

一次スクリーニングで採用した 20 件の文献のうち，フルテキスト精読の結果，2 件の文献を採用した。

臨床疑問（背景疑問）3（P65）
がん患者のせん妄には，どのような評価方法があるか？

[一次スクリーニング]

PubMed（検索日　2020 年 2 月 14 日）

#1　(((“Delirium”[Mesh]) OR (deliri*[TW]) OR (“acute confusion”[TIAB]) OR (“acute organic psychosyndrome”[TIAB]) OR (“acute organic psychosyndromes”[TIAB]) OR (“acute brain syndrome”[TIAB]) OR (“acute brain syndromes”[TIAB]) OR (“metabolic encephalopathy”[TIAB]) OR (“metabolic encephalopathies”[TIAB]) OR (“acute psycho-organic syndrome”[TIAB]) OR (“clouding of consciousness”[TIAB]) OR (“exogenous psychosis”[TIAB]) OR (“exogenous psychoses”[TIAB]) OR (“toxic psychosis”[TIAB]) OR (“toxic psychoses”[TIAB]) OR (“toxic confusion”[TIAB]) OR (obnubilat*[TIAB])) AND ((neoplasms [Mesh]) OR (cancer [TIAB])) AND Humans [MH] AND English [LA] AND 0001 [EDAT]：2020/01/31 [EDAT]⋯⋯⋯⋯⋯⋯⋯⋯1,001 件

#2　“diagnosis”[MeSH Terms] OR “diagnosis”[MeSH Subheading] OR “assessment”[Title/Abstract] OR “scale”[Title/Abstract]⋯⋯⋯⋯⋯⋯⋯⋯10,175,281 件

#3　#1 AND #2⋯⋯⋯⋯⋯⋯⋯⋯⋯⋯⋯⋯⋯⋯⋯⋯⋯⋯⋯⋯⋯⋯⋯623 件

#4　systematic [sb] OR “randomized controlled trial”[Publication Type] OR “meta analysis”[Publication Type]⋯⋯⋯⋯⋯⋯⋯⋯⋯⋯⋯⋯⋯⋯⋯⋯⋯709,128 件

#5　#3 AND #4⋯⋯⋯⋯⋯⋯⋯⋯⋯⋯⋯⋯⋯⋯⋯⋯⋯⋯⋯⋯⋯⋯⋯⋯34 件

#6　“delirium/diagnosis”[MeSH Terms]⋯⋯⋯⋯⋯⋯⋯⋯⋯⋯⋯⋯⋯⋯2,931 件

#7　#3 AND #6⋯⋯⋯⋯⋯⋯⋯⋯⋯⋯⋯⋯⋯⋯⋯⋯⋯⋯⋯⋯⋯⋯⋯167 件

#8　“delirium/diagnosis”[MeSH Major Topic]⋯⋯⋯⋯⋯⋯⋯⋯⋯⋯⋯1,664 件

#9　#3 AND #8⋯⋯⋯⋯⋯⋯⋯⋯⋯⋯⋯⋯⋯⋯⋯⋯⋯⋯⋯⋯⋯⋯⋯⋯80 件

#10　#5 OR #9⋯⋯⋯⋯⋯⋯⋯⋯⋯⋯⋯⋯⋯⋯⋯⋯⋯⋯⋯⋯⋯⋯⋯⋯109 件

検索の結果得られた 109 件の文献のうち，題名・抄録のレビューにより 35 件の文献を二次スクリーニングに採用した。

CENTRAL（検索日　2020 年 2 月 4 日）

検索式および検索の結果得られた文献は臨床疑問 1 と同じ。

検索の結果得られた 320 件の文献のうち，題名・抄録のレビューにより 9 件の文献を二次スクリーニングに採用した。

CDSR（検索日　2020 年 6 月 9 日）

検索式および検索の結果得られた文献は臨床疑問 1 と同じ。

検索の結果得られた 122 件の文献のうち，題名・抄録のレビューにより 1 件の文献を二次スクリーニングに採用した。

医中誌 Web（検索日　2020 年 2 月 5 日）

#1　せん妄/TH or せん妄/AL or 譫妄/AL⋯⋯⋯⋯⋯⋯⋯⋯⋯⋯⋯⋯⋯⋯13,818 件

#2　腫瘍/TH or 癌/AL or がん/AL⋯⋯⋯⋯⋯⋯⋯⋯⋯⋯⋯⋯⋯⋯2,469,621 件

#3　#1 and #2⋯⋯⋯⋯⋯⋯⋯⋯⋯⋯⋯⋯⋯⋯⋯⋯⋯⋯⋯⋯⋯⋯⋯2,588 件

#4　（#3）and（PT＝原著論文，総説，レター CK＝ヒト PDAT＝//：2020/01/31）······729 件
#5　（#4）and（SH＝診断）·······83 件

検索の結果得られた 83 件の文献のうち，題名・抄録のレビューにより 3 件の文献を二次スクリーニングに採用した。

［二次スクリーニング］

一次スクリーニングで採用した 48 件の文献のうち，フルテキスト精読の結果，12 件を採用した。ハンドサーチにより 2 件の文献を採用した。

臨床疑問（背景疑問）4（P75）
がん患者のせん妄には，どのような原因（身体的要因・薬剤要因）があるか？

［一次スクリーニング］

PubMed（検索日　2020 年 2 月 3 日）

#1　（（"Delirium"［Mesh]）OR（deliri*［TW]）OR（"acute confusion"［TIAB]）OR（"acute organic psychosyndrome"［TIAB]）OR（"acute organic psychosyndromes"［TIAB]）OR（"acute brain syndrome"［TIAB]）OR（"acute brain syndromes"［TIAB]）OR（"metabolic encephalopathy"［TIAB]）OR（"metabolic encephalopathies"［TIAB]）OR（"acute psycho-organic syndrome"［TIAB]）OR（"clouding of consciousness"［TIAB]）OR（"exogenous psychosis"［TIAB]）OR（"exogenous psychoses"［TIAB]）OR（"toxic psychosis"［TIAB]）OR（"toxic psychoses"［TIAB]）OR（"toxic confusion"［TIAB]）OR（obnubilat*［TIAB]））AND（（neoplasms［Mesh]）OR（cancer［TIAB]））AND Humans［MH] AND English［LA] AND 0001［EDAT]：2020/01/31［EDAT]······996 件

#2　（"etiology"［MeSH Subheading]）OR（"epidemiologic factors"［MeSH Terms]）OR（"course"［Title/Abstract]）OR（"courses"［Title/Abstract]）OR（"cause"［Title/Abstract]）OR（"causes"［Title/Abstract]）······10,556,600 件

#3　"journal article"［Publication Type]······28,594,256 件

#4　systematic［sb] OR "randomized controlled trial"［Publication Type] OR "meta analysis"［Publication Type]······709,218 件

#5　#1 AND #2 AND #3······716 件

検索の結果得られた 716 件の文献のうち，題名・抄録のレビューにより 118 件の文献を二次スクリーニングに採用した。

CENTRAL（検索日　2020 年 2 月 4 日）
検索式および検索の結果得られた文献は臨床疑問 1 と同じ。
検索の結果得られた 320 件の文献のうち，題名・抄録のレビューにより 9 件の文献を二次スクリーニングに採用した。

CDSR（検索日　2020 年 6 月 9 日）
検索式および検索の結果得られた文献は臨床疑問 1 と同じ。
検索の結果得られた 122 件の文献のうち，題名・抄録のレビューにより 1 件の文献を二次スクリーニングに採用した。

医中誌 Web（検索日　2020 年 2 月 5 日）
#1　せん妄/TH or せん妄/AL or 譫妄/AL······13,818 件
#2　腫瘍/TH or 癌/AL or がん/AL······2,469,621 件

#3　　#1 and #2 ⋯⋯2,588 件

#4　　(#3) and（PT＝原著論文，総説，レター CK＝ヒト PDAT＝//：2020/01/31）⋯⋯⋯⋯⋯⋯729 件

#5　　(#4) and（SH＝病因，化学的誘発，合併症，疫学）⋯⋯⋯⋯⋯⋯⋯⋯⋯⋯⋯⋯⋯⋯⋯⋯⋯⋯⋯⋯⋯⋯409 件

#6　　（リスク/TH or リスク/AL）⋯⋯⋯⋯⋯⋯⋯⋯⋯⋯⋯⋯⋯⋯⋯⋯⋯⋯⋯⋯⋯⋯⋯⋯⋯⋯⋯⋯⋯⋯⋯⋯⋯⋯⋯⋯⋯⋯⋯241,982 件

#7　　医薬品副作用と有害反応/TH ⋯⋯⋯⋯⋯⋯⋯⋯⋯⋯⋯⋯⋯⋯⋯⋯⋯⋯⋯⋯⋯⋯⋯⋯⋯⋯⋯⋯⋯⋯⋯⋯⋯⋯⋯42,487 件

#8　　発生率/TH ⋯⋯47,198 件

#9　　要因/AL or 頻度/AL or 因子/AL ⋯⋯⋯⋯⋯⋯⋯⋯⋯⋯⋯⋯⋯⋯⋯⋯⋯⋯⋯⋯⋯⋯⋯⋯⋯⋯⋯⋯⋯⋯⋯697,528 件

#10　 #6 or #7 or #8 or #9 ⋯⋯⋯⋯⋯⋯⋯⋯⋯⋯⋯⋯⋯⋯⋯⋯⋯⋯⋯⋯⋯⋯⋯⋯⋯⋯⋯⋯⋯⋯⋯⋯⋯⋯⋯⋯⋯881,711 件

#11　 #5 and #10 ⋯⋯177 件

検索の結果得られた 177 件の文献のうち，題名・抄録のレビューにより 32 件の文献を二次スクリーニングに採用した。

［二次スクリーニング］

一次スクリーニングで採用した 160 件の文献のうち，フルテキスト精読の結果，28 件を採用した。ハンドサーチにより 1 件の文献を採用した。

臨床疑問 5 (P87)
せん妄を有するがん患者に対して，せん妄の症状軽減を目的として，抗精神病薬を投与することは推奨されるか？

［一次スクリーニング］

PubMed（検索日　2020 年 2 月 3 日）

#1　　((（"Delirium"［Mesh]) OR（deliri*［TW]) OR（"acute confusion"［TIAB]) OR（"acute organic psychosyndrome"［TIAB]) OR（"acute organic psychosyndromes"［TIAB]) OR（"acute brain syndrome"［TIAB]) OR（"acute brain syndromes"［TIAB]) OR（"metabolic encephalopathy"［TIAB]) OR（"metabolic encephalopathies"［TIAB]) OR（"acute psycho-organic syndrome"［TIAB]) OR（"clouding of consciousness"［TIAB]) OR（"exogenous psychosis"［TIAB]) OR（"exogenous psychoses"［TIAB]) OR（"toxic psychosis"［TIAB]) OR（"toxic psychoses"［TIAB]) OR（"toxic confusion"［TIAB]) OR（obnubilat*［TIAB])) AND ((neoplasms［Mesh]) OR（cancer［TIAB])) AND Humans［MH] AND English［LA] AND 0001［EDAT]：2020/01/31［EDAT] ⋯⋯⋯⋯⋯⋯⋯⋯⋯⋯⋯⋯⋯⋯⋯⋯⋯⋯⋯⋯⋯⋯⋯⋯⋯⋯996 件

#2　　("Antipsychotic Agents"［Mesh] OR "Antipsychotic Agents"［Pharmacological Action]) OR（antipsychotic*［TW] OR haloperidol［TW] OR quetiapine［TW] OR risperidone［TW] OR olanzapine［TW] OR perospirone［TW] OR chlorpromazine［TW] OR aripiprazole［TW]) ⋯⋯⋯⋯⋯⋯⋯⋯⋯⋯⋯⋯⋯⋯⋯⋯⋯⋯⋯⋯⋯⋯⋯⋯⋯⋯⋯⋯⋯⋯⋯⋯⋯⋯⋯⋯145,205 件

#3　　#1 AND #2 ⋯⋯125 件

検索の結果得られた 125 件の文献のうち，題名・抄録のレビューにより 22 件の文献を二次スクリーニングに採用した。

CENTRAL（検索日　2020 年 2 月 4 日）
検索式および検索の結果得られた文献は臨床疑問 1 と同じ。
検索の結果得られた 320 件の文献のうち，題名・抄録のレビューにより 7 件の文献を二次スクリーニングに採用した。

CDSR（検索日　2020 年 6 月 9 日）
検索式および検索の結果得られた文献は臨床疑問 1 と同じ。

検索の結果得られた122件の文献のうち，題名・抄録のレビューにより6件の文献を二次スクリーニングに採用した。

医中誌 Web（検索日　2020年2月3日）

#1　((せん妄/TH or せん妄/AL or 譫妄/AL) and (腫瘍/TH or 癌/AL or がん/AL) and (PT = 原著論文，総説，レター and CK = ヒト and PDAT = //：2020/01/31))⋯⋯⋯⋯⋯⋯⋯⋯⋯729件

#2　(抗精神病剤/TH) or (Quetiapine/TH or クエチアピン/AL) or (Risperidone/TH or リスペリドン/AL) or (Olanzapine/TH or オランザピン/AL) or (Haloperidol/TH or ハロペリドール/AL) or (Perospirone/TH or ペロスピロン/AL) or (Chlorpromazine/TH or クロルプロマジン/AL) or (Aripiprazole/TH or アリピプラゾール/AL)⋯⋯⋯⋯⋯⋯⋯⋯30,143件

#3　#1 and #2⋯⋯⋯⋯⋯⋯⋯⋯⋯⋯⋯⋯⋯⋯⋯⋯⋯⋯⋯⋯⋯⋯⋯⋯⋯⋯⋯⋯⋯⋯⋯⋯⋯⋯⋯80件

検索の結果得られた80件の文献のうち，題名・抄録のレビューにより3件の文献を二次スクリーニングに採用した。

[二次スクリーニング]

一次スクリーニングで採用した38件の文献のうち，フルテキスト精読の結果，12件の文献を採用した。ハンドサーチにより1件の文献を採用した。

臨床疑問 6（P96）
せん妄を有するがん患者に対して，せん妄の症状軽減を目的として，トラゾドンを単独で投与することは推奨されるか？

[一次スクリーニング]

PubMed（検索日　2020年2月17日）

#1　(("Delirium"[Mesh]) OR (deliri*[TW]) OR ("acute confusion"[TIAB]) OR ("acute organic psychosyndrome"[TIAB]) OR ("acute organic psychosyndromes"[TIAB]) OR ("acute brain syndrome"[TIAB]) OR ("acute brain syndromes"[TIAB]) OR ("metabolic encephalopathy"[TIAB]) OR ("metabolic encephalopathies"[TIAB]) OR ("acute psycho-organic syndrome"[TIAB]) OR ("clouding of consciousness"[TIAB]) OR ("exogenous psychosis"[TIAB]) OR ("exogenous psychoses"[TIAB]) OR ("toxic psychosis"[TIAB]) OR ("toxic psychoses"[TIAB]) OR ("toxic confusion"[TIAB]) OR (obnubilat*[TIAB])) AND ((neoplasms[Mesh]) OR (cancer[TIAB])) AND Humans[MH] AND English[LA] AND 0001[EDAT]：2020/01/31[EDAT]⋯⋯⋯⋯⋯⋯⋯⋯⋯⋯⋯⋯⋯⋯⋯⋯⋯⋯1,002件

#2　(trazodone[Title/Abstract]) OR ("Serotonin Uptake Inhibitors"[Pharmacological Action]) OR ("serotonin uptake inhibitors"[MeSH Terms]) OR (serotonin antagonist*[Title/Abstract]) OR (serotonin2 antagonist*[Title/Abstract]) OR (serotonin 2 antagonist*[Title/Abstract]) OR ("piperazines"[MeSH Terms]) OR ("pyridines"[MeSH Terms]) OR ("triazoles"[MeSH Terms])⋯⋯⋯⋯⋯⋯⋯⋯⋯⋯⋯⋯⋯⋯⋯⋯⋯⋯⋯⋯⋯394,185件

#3　#1 AND #2⋯⋯⋯⋯⋯⋯⋯⋯⋯⋯⋯⋯⋯⋯⋯⋯⋯⋯⋯⋯⋯⋯⋯⋯⋯⋯⋯⋯⋯⋯⋯⋯⋯28件

検索の結果得られた28件の文献のうち，題名・抄録のレビューにより1件の文献を二次スクリーニングに採用した。

CENTRAL（検索日　2020年2月4日）

検索式および検索の結果得られた文献は臨床疑問1と同じ。

検索の結果得られた320件の文献のうち，題名・抄録のレビューによりPubMedの検索結果に追加採用はなし。

CDSR（検索日　2020 年 6 月 9 日）

検索式および検索の結果得られた文献は臨床疑問 1 と同じ。

検索の結果得られた 122 件の文献のうち，題名・抄録のレビューにより 1 件の文献を二次スクリーニングに採用した。

医中誌 Web（検索日　2020 年 2 月 5 日）

#1	せん妄/TH or せん妄/AL or 譫妄/AL	13,818 件
#2	腫瘍/TH or 癌/AL or がん/AL	2,469,621 件
#3	#1 AND #2	2,588 件
#4	(#3) and（PT＝原著論文，総説，レター CK＝ヒト PDAT＝// : 2020/01/31）	729 件
#5	（Trazodone/TH or トラゾドン/AL）	672 件
#6	Trazodone/TH or Trazodone/AL or トラゾドン/AL	720 件
#7	（"Serotonin Antagonists"/TH or "serotonin antagonist"/AL）	16,836 件
#8	"Serotonin Uptake Inhibitors"/TH	15,820 件
#9	#6 or #7 or #8	28,550 件
#10	#4 and #9	43 件

検索の結果得られた 43 件の文献のうち，題名・抄録のレビューにより 1 件の文献を二次スクリーニングに採用した。

[二次スクリーニング]

一次スクリーニングで採用した 3 件の文献のうち，フルテキスト精読の結果，採用した文献はなし。ハンドサーチにより 1 件の文献を採用した。

＊　＊

悪性腫瘍患者を対象とした検索およびスクリーニングで得られた文献が十分ではなかったため，悪性腫瘍を外し，システマティックレビュー・メタアナリシスに絞った追加検索を行った。なお，CDSR は最初の検索で悪性腫瘍の条件がないので追加検索は行っていない。

[一次スクリーニング]

PubMed（検索日　2020 年 9 月 1 日）

#1　　((("Delirium" [Mesh]) OR (deliri* [TW]) OR ("acute confusion" [TIAB]) OR ("acute organic psychosyndrome" [TIAB]) OR ("acute organic psychosyndromes" [TIAB]) OR ("acute brain syndrome" [TIAB]) OR ("acute brain syndromes" [TIAB]) OR ("metabolic encephalopathy" [TIAB]) OR ("metabolic encephalopathies" [TIAB]) OR ("acute psycho-organic syndrome" [TIAB]) OR ("clouding of consciousness" [TIAB]) OR ("exogenous psychosis" [TIAB]) OR ("exogenous psychoses" [TIAB]) OR ("toxic psychosis" [TIAB]) OR ("toxic psychoses" [TIAB]) OR ("toxic confusion" [TIAB]) OR (obnubilat* [TIAB])) AND Humans [MH] AND English [LA] AND 0001 [EDAT] : 2020/01/31 [EDAT]) AND ((trazodone [Title/Abstract]) OR ("Serotonin Uptake Inhibitors" [Pharmacological Action]) OR ("serotonin uptake inhibitors" [MeSH Terms]) OR (serotonin antagonist* [Title/Abstract]) OR (serotonin 2 antagonist* [Title/Abstract]) OR (serotonin 2 antagonist* [Title/Abstract]) OR ("piperazines" [MeSH Terms]) OR ("pyridines" [MeSH Terms]) OR ("triazoles" [MeSH Terms])) Filters : Meta-Analysis, Systematic Review……12 件

検索の結果得られた 12 件の文献のうち，題名・抄録のレビューにより 1 件の文献を二次スクリーニングに採用した。

CDSR（検索日　2020 年 6 月 9 日）

検索式および検索の結果得られた文献は臨床疑問 1 と同じ。

検索の結果得られた 122 件の文献のうち，題名・抄録のレビューにより PubMed の検索結果に追加採用はなし。

医中誌 Web（検索日　2020 年 9 月 1 日）

#1　せん妄/TH or せん妄/AL or 譫妄/AL）and（PT ＝原著論文，総説，レター and CK ＝ヒト and PDAT ＝//：2020/01/31）and（Trazodone/TH or Trazodone/AL or トラゾドン/AL or "Serotonin Antagonists"/TH or "serotonin antagonist"/AL or "Serotonin Uptake Inhibitors"/TH）and（メタアナリシス/TH or システマティックレビュー/TH or メタアナリシス/AL or メタ分析/AL or メタ解析/AL or RD ＝メタアナリシス）·······································2 件

検索の結果得られた 2 件の文献のうち，題名・抄録のレビューにより二次スクリーニングに採用した文献はなし。

[二次スクリーニング]

一次スクリーニングで採用した 1 件の文献のうち，フルテキスト精読の結果，採用した文献はなし。ハンドサーチによる追加文献もなし。

＊　＊

悪性腫瘍患者を外し，システマティックレビュー・メタアナリシスに絞った追加検索およびスクリーニングで得られた文献が十分ではなかったため，悪性腫瘍を外し，無作為化比較試験に絞った追加検索を行った。

[一次スクリーニング]

PubMed（検索日　2020 年 9 月 1 日）

#1　((("Delirium"[Mesh]) OR (deliri*[TW]) OR ("acute confusion"[TIAB]) OR ("acute organic psychosyndrome"[TIAB]) OR ("acute organic psychosyndromes"[TIAB]) OR ("acute brain syndrome"[TIAB]) OR ("acute brain syndromes"[TIAB]) OR ("metabolic encephalopathy"[TIAB]) OR ("metabolic encephalopathies"[TIAB]) OR ("acute psychoorganic syndrome"[TIAB]) OR ("clouding of consciousness"[TIAB]) OR ("exogenous psychosis"[TIAB]) OR ("exogenous psychoses"[TIAB]) OR ("toxic psychosis"[TIAB]) OR ("toxic psychoses"[TIAB]) OR ("toxic confusion"[TIAB]) OR (obnubilat*[TIAB])) AND Humans[MH] AND English[LA] AND 0001[EDAT]：2020/01/31[EDAT]) AND ((trazodone[Title/Abstract]) OR ("Serotonin Uptake Inhibitors"[Pharmacological Action]) OR ("serotonin uptake inhibitors"[MeSH Terms]) OR (serotonin antagonist*[Title/Abstract]) OR (serotonin 2 antagonist*[Title/Abstract]) OR (serotonin 2 antagonist*[Title/Abstract]) OR ("piperazines"[MeSH Terms]) OR ("pyridines"[MeSH Terms]) OR ("triazoles"[MeSH Terms])) Filters：Randomized Controlled Trial·······································28 件

検索の結果得られた 28 件の文献のうち，題名・抄録のレビューにより二次スクリーニングに採用した文献はなし。

CENTRAL（検索日　2021 年 6 月 28 日）

#1　MeSH descriptor：[Delirium] explode all trees·······································821 件
#2　deliri*：ti,ab,kw·······································3,905 件
#3　"acute confusion"：ti,ab,kw·······································28 件
#4　"acute brain syndromes"：ti,ab,kw·······································3 件
#5　"metabolic encephalopathy"：ti,ab,kw·······································19 件

#6　"clouding of consciousness"：ti,ab,kw 2 件

#7　"toxic psychosis"：ti,ab,kw 4 件

#8　"toxic confusion"：ti,ab,kw 5 件

#9　"acute organic psychosyndrome"＊：ti,ab,kw 0 件

#10　"obnubilat＊"：ti,ab,kw 3 件

#11　#1 or #2 or #3 or #4 or #5 or #6 or #7 or #8 or #9 or #10 3,953 件

#12　trazodone：ti,ab,kw 589 件

#13　serotonin uptake inhibitor＊：ti,ab,kw 3,723 件

#14　serotonin antagonist＊：ti,ab,kw 2,362 件

#15　piperazines：ti,ab,kw 3,458 件

#16　pyridines：ti,ab,kw 2,701 件

#17　triazoles：ti,ab,kw 1,686 件

#18　#12 or #13 or #14 or #15 or #16 or #17 13,598 件

#19　#11 and #18 31 件

#20　#19 with Publication Year to 2020, in Trials 3 件

検索の結果得られた 3 件の文献のうち，題名・抄録のレビューにより PubMed の検索結果に追加採用
はなし。

医中誌 Web（検索日　2020 年 9 月 1 日）

#1　（せん妄/TH or せん妄/AL or 譫妄/AL）and（PT＝原著論文，総説，レター and CK＝ヒト
and PDAT＝//：2020/01/31）and（Trazodone/TH or Trazodone/AL or トラゾドン/AL
or "Serotonin Antagonists"/TH or "serotonin antagonist"/AL or "Serotonin Uptake Inhibi-
tors"/TH）and（RD＝ランダム化比較試験） 1 件

検索の結果得られた 1 件の文献のうち，題名・抄録のレビューにより二次スクリーニングに採用した
文献はなし。

［二次スクリーニング］

一次スクリーニングで採用した文献はなし，ハンドサーチによる追加文献もなし。

臨床疑問 7（P100）

せん妄を有するがん患者に対して，せん妄の症状軽減を目的として，ヒドロキシジ
ンを単独で投与することは推奨されるか？

［一次スクリーニング］

PubMed（検索日　2020 年 2 月 17 日）

#1　（（（"Delirium"［Mesh］）OR（deliri＊［TW］）OR（"acute confusion"［TIAB］）OR（"acute
organic psychosyndrome"［TIAB］）OR（"acute organic psychosyndromes"［TIAB］）OR
（"acute brain syndrome"［TIAB］）OR（"acute brain syndromes"［TIAB］）OR（"metabolic
encephalopathy"［TIAB］）OR（"metabolic encephalopathies"［TIAB］）OR（"acute psycho-
organic syndrome"［TIAB］）OR（"clouding of consciousness"［TIAB］）OR（"exogenous
psychosis"［TIAB］）OR（"exogenous psychoses"［TIAB］）OR（"toxic psychosis"［TIAB］）
OR（"toxic psychoses"［TIAB］）OR（"toxic confusion"［TIAB］）OR（obnubilat＊［TIAB］））
AND（（neoplasms［Mesh］）OR（cancer［TIAB］））AND Humans［MH］AND English［LA］
AND 0001［EDAT］：2020/01/31［EDAT］ 1,002 件

#2　（hydroxyzine OR Histamine Antagonists［MH］OR Piperazines［MH］OR "histamine h1
antagonists"［Pharmacological Action］） 117,852 件

#3　#1 AND #2 ⋯⋯⋯⋯⋯⋯⋯⋯⋯⋯⋯⋯⋯⋯⋯⋯⋯⋯⋯⋯⋯⋯⋯⋯⋯⋯⋯⋯⋯⋯⋯⋯⋯⋯⋯⋯⋯⋯⋯7 件

検索の結果得られた 7 件の文献のうち，題名・抄録のレビューにより二次スクリーニングに採用した文献はなし。

CENTRAL（検索日　2020 年 2 月 4 日）

検索式および検索の結果得られた文献は臨床疑問 1 と同じ。

検索の結果得られた 320 件の文献のうち，題名・抄録のレビューにより PubMed の検索結果に追加採用はなし。

CDSR（検索日　2020 年 6 月 9 日）

検索式および検索の結果得られた文献は臨床疑問 1 と同じ。

検索の結果得られた 122 件の文献のうち，題名・抄録のレビューにより PubMed の検索結果に追加採用はなし。

医中誌 Web（検索日　2020 年 2 月 5 日）

#1　せん妄/TH or せん妄/AL or 譫妄/AL ⋯⋯⋯⋯⋯⋯⋯⋯⋯⋯⋯⋯⋯⋯⋯⋯⋯⋯⋯⋯⋯⋯⋯⋯13,818 件
#2　腫瘍/TH or 癌/AL or がん/AL ⋯⋯⋯⋯⋯⋯⋯⋯⋯⋯⋯⋯⋯⋯⋯⋯⋯⋯⋯⋯⋯⋯2,469,621 件
#3　#1 AND #2 ⋯⋯⋯⋯⋯⋯⋯⋯⋯⋯⋯⋯⋯⋯⋯⋯⋯⋯⋯⋯⋯⋯⋯⋯⋯⋯⋯⋯⋯⋯⋯⋯⋯2,588 件
#4　（#3）and（PT＝原著論文，総説，レター CK＝ヒト PDAT＝//：2020/01/31）⋯⋯⋯⋯729 件
#5　（Hydroxyzine/TH or ヒドロキシジン/AL）⋯⋯⋯⋯⋯⋯⋯⋯⋯⋯⋯⋯⋯⋯⋯⋯⋯⋯1,228 件
#6　Hydroxyzine/TH or Hydroxyzine/AL or ヒドロキシジン/AL ⋯⋯⋯⋯⋯⋯⋯⋯⋯1,336 件
#7　（Piperazines/TH or Piperazines/AL）⋯⋯⋯⋯⋯⋯⋯⋯⋯⋯⋯⋯⋯⋯⋯⋯⋯⋯⋯26,411 件
#8　（"Histamine Antagonists"/TH or "Histamine Antagonists"/AL）⋯⋯⋯⋯⋯⋯29,404 件
#9　#5 or #6 or #7 or #8 ⋯⋯⋯⋯⋯⋯⋯⋯⋯⋯⋯⋯⋯⋯⋯⋯⋯⋯⋯⋯⋯⋯⋯⋯⋯⋯⋯53,872 件
#10　#4 and #9 ⋯⋯⋯⋯⋯⋯⋯⋯⋯⋯⋯⋯⋯⋯⋯⋯⋯⋯⋯⋯⋯⋯⋯⋯⋯⋯⋯⋯⋯⋯⋯⋯⋯18 件

検索の結果得られた 18 件の文献のうち，題名・抄録のレビューにより二次スクリーニングに採用した文献はなし。

［二次スクリーニング］

一次スクリーニングで採用した文献はなし，ハンドサーチによる追加文献もなし。

＊　＊

悪性腫瘍患者を対象とした検索およびスクリーニングで得られた文献が十分ではなかったため，悪性腫瘍を外し，システマティックレビュー・メタアナリシスに絞った追加検索を行った。なお，CDSR は最初の検索で悪性腫瘍の条件がないので追加検索は行っていない。

［一次スクリーニング］

PubMed（検索日　2020 年 9 月 1 日）

#1　(((("Delirium"[Mesh]) OR (deliri*[TW]) OR ("acute confusion"[TIAB]) OR ("acute organic psychosyndrome"[TIAB]) OR ("acute organic psychosyndromes"[TIAB]) OR ("acute brain syndrome"[TIAB]) OR ("acute brain syndromes"[TIAB]) OR ("metabolic encephalopathy"[TIAB]) OR ("metabolic encephalopathies"[TIAB]) OR ("acute psycho-organic syndrome"[TIAB]) OR ("clouding of consciousness"[TIAB]) OR ("exogenous psychosis"[TIAB]) OR ("exogenous psychoses"[TIAB]) OR ("toxic psychosis"[TIAB]) OR ("toxic psychoses"[TIAB]) OR ("toxic confusion"[TIAB]) OR (obnubilat*[TIAB])) AND Humans[MH] AND English[LA] AND 0001[EDAT]:2020/01/31[EDAT]) AND ((hydroxyzine OR Histamine Antagonists[MH] OR Piperazines[MH] OR "histamine h1 antagonists"[Pharmacological Action])) Filters：Systematic Review ⋯⋯⋯⋯⋯⋯2 件

検索の結果得られた 2 件の文献のうち，題名・抄録のレビューにより 1 件の文献を二次スクリーニングに採用した。

CDSR（検索日　2020 年 6 月 9 日）
検索式および検索の結果得られた文献は臨床疑問 1 と同じ。
検索の結果得られた 122 件の文献のうち，題名・抄録のレビューにより PubMed の検索結果に追加採用はなし。

医中誌 Web（検索日　2020 年 9 月 1 日）
#1　（RD＝メタアナリシス or メタアナリシス/TH or システマティックレビュー/TH or メタアナリシス/AL or メタ分析/AL or メタ解析/AL）and （((せん妄/TH or せん妄/AL or 譫妄/AL) and （PT＝原著論文，総説，レター and CK＝ヒト and PDAT＝//：2020/01/31)) and （Hydroxyzine/TH or Hydroxyzine/AL or ヒドロキシジン/AL or Piperazines/TH or Piperazines/AL or "Histamine Antagonists"/TH or "Histamine Antagonists"/AL))⋯⋯⋯⋯⋯⋯2 件
検索の結果得られた 2 件の文献のうち，題名・抄録のレビューにより二次スクリーニングに採用した文献はなし。ハンドサーチによる追加文献もなし。

［二次スクリーニング］
一次スクリーニングで採用した 1 件の文献のうち，フルテキスト精読の結果，採用した文献はなし。ハンドサーチによる追加文献もなし。

＊　＊

悪性腫瘍患者を対象とした検索およびスクリーニングで得られた文献が十分ではなかったため，悪性腫瘍を外し，無作為化比較試験に絞った追加検索を行った。

［一次スクリーニング］
PubMed（検索日　2020 年 9 月 1 日）
#1　(((("Delirium" [Mesh]) OR (deliri* [TW]) OR ("acute confusion" [TIAB]) OR ("acute organic psychosyndrome" [TIAB]) OR ("acute organic psychosyndromes" [TIAB]) OR ("acute brain syndrome" [TIAB]) OR ("acute brain syndromes" [TIAB]) OR ("metabolic encephalopathy" [TIAB]) OR ("metabolic encephalopathies" [TIAB]) OR ("acute psycho-organic syndrome" [TIAB]) OR ("clouding of consciousness" [TIAB]) OR ("exogenous psychosis" [TIAB]) OR ("exogenous psychoses" [TIAB]) OR ("toxic psychosis" [TIAB]) OR ("toxic psychoses" [TIAB]) OR ("toxic confusion" [TIAB]) OR (obnubilat* [TIAB])) AND Humans [MH] AND English [LA] AND 0001 [EDAT]: 2020/01/31 [EDAT]) AND ((hydroxyzine OR Histamine Antagonists [MH] OR Piperazines [MH] OR "histamine h1 antagonists" [Pharmacological Action])) Filters：Randomized Controlled Trial⋯⋯⋯⋯⋯⋯8 件
検索の結果得られた 8 件の文献のうち，題名・抄録のレビューにより二次スクリーニングに採用した文献はなし。

CENTRAL（検索日　2021 年 6 月 28 日）
#1　MeSH descriptor：[Delirium] explode all trees⋯⋯⋯⋯⋯⋯⋯⋯⋯⋯⋯⋯⋯⋯⋯⋯⋯⋯821 件
#2　deliri*：ti,ab,kw⋯⋯⋯⋯⋯⋯⋯⋯⋯⋯⋯⋯⋯⋯⋯⋯⋯⋯⋯⋯⋯⋯⋯⋯⋯⋯⋯⋯⋯⋯⋯⋯3,905 件
#3　"acute confusion"：ti,ab,kw⋯⋯⋯⋯⋯⋯⋯⋯⋯⋯⋯⋯⋯⋯⋯⋯⋯⋯⋯⋯⋯⋯⋯⋯⋯⋯⋯28 件
#4　"acute brain syndromes"：ti,ab,kw⋯⋯⋯⋯⋯⋯⋯⋯⋯⋯⋯⋯⋯⋯⋯⋯⋯⋯⋯⋯⋯⋯⋯⋯3 件
#5　"metabolic encephalopathy"：ti,ab,kw⋯⋯⋯⋯⋯⋯⋯⋯⋯⋯⋯⋯⋯⋯⋯⋯⋯⋯⋯⋯⋯⋯19 件
#6　"clouding of consciousness"：ti,ab,kw⋯⋯⋯⋯⋯⋯⋯⋯⋯⋯⋯⋯⋯⋯⋯⋯⋯⋯⋯⋯⋯⋯2 件

#7　"toxic psychosis"：ti,ab,kw ··4 件

#8　"toxic confusion"：ti,ab,kw ··5 件

#9　"acute organic psychosyndrome"＊：ti,ab,kw ··0 件

#10　"obnubilat＊"：ti,ab,kw ···3 件

#11　#1 or #2 or #3 or #4 or #5 or #6 or #7 or #8 or #9 or #10 ····················3,953 件

#12　hydroxyzine＊：ti,ab,kw ··632 件

#13　atarax：ti,ab,kw ···24 件

#14　cetirizine：ti,ab,kw ··1,099 件

#15　piperazine＊：ti,ab,kw ··3,448 件

#16　histamine h1 antagonist＊：ti,ab,kw ··2,110 件

#17　#12 or #13 or #14 or #15 or #16 ···6,630 件

#18　#11 and #17 ··19 件

#19　#18 with Publication Year to 2020, in Trials ··2 件

検索の結果得られた 2 件の文献のうち，題名・抄録のレビューにより PubMed の検索結果に追加採用はなし。

医中誌 Web（検索日　2020 年 9 月 1 日）

#1　（（（（せん妄/TH or せん妄/AL or 譫妄/AL）and（PT＝原著論文，総説，レター and CK＝ヒト and PDAT＝//：2020/01/31））and（Hydroxyzine/TH or Hydroxyzine/AL or ヒドロキシジン/AL or Piperazines/TH or Piperazines/AL or"Histamine Antagonists"/TH or"Histamine Antagonists"/AL）））and（RD＝ランダム化比較試験） ···1 件

検索の結果得られた 1 件の文献のうち，題名・抄録のレビューにより二次スクリーニングに採用した文献はなし。

［二次スクリーニング］

一次スクリーニングで採用した文献はなし，ハンドサーチによる追加文献もなし。

臨床疑問 8（P101）
せん妄を有するがん患者に対して，せん妄の症状軽減を目的として，ベンゾジアゼピン系薬を単独で投与することは推奨されるか？

［一次スクリーニング］

PubMed（検索日　2020 年 2 月 5 日）

#1　（（（"Delirium"［Mesh]）OR（deliri＊［TW]）OR（"acute confusion"［TIAB]）OR（"acute organic psychosyndrome"［TIAB]）OR（"acute organic psychosyndromes"［TIAB]）OR（"acute brain syndrome"［TIAB]）OR（"acute brain syndromes"［TIAB]）OR（"metabolic encephalopathy"［TIAB]）OR（"metabolic encephalopathies"［TIAB]）OR（"acute psycho-organic syndrome"［TIAB]）OR（"clouding of consciousness"［TIAB]）OR（"exogenous psychosis"［TIAB]）OR（"exogenous psychoses"［TIAB]）OR（"toxic psychosis"［TIAB]）OR（"toxic psychoses"［TIAB]）OR（"toxic confusion"［TIAB]）OR（obnubilat＊［TIAB]））AND（（neoplasms［Mesh]）OR（cancer［TIAB]））AND Humans［MH] AND English［LA] AND 0001［EDAT]：2020/01/31［EDAT] ·····················996 件

#2　"benzodiazepines/therapeutic use"［MeSH Terms] ·································31,925 件

#3　#1 AND #2 ···53 件

#4　（（（"Delirium"［Mesh]）OR（deliri＊［TW]）OR（"acute confusion"［TIAB]）OR（"acute

organic psychosyndrome" [TIAB]) OR ("acute organic psychosyndromes" [TIAB]) OR ("acute brain syndrome" [TIAB]) OR ("acute brain syndromes" [TIAB]) OR ("metabolic encephalopathy" [TIAB]) OR ("metabolic encephalopathies" [TIAB]) OR ("acute psycho-organic syndrome" [TIAB]) OR ("clouding of consciousness" [TIAB]) OR ("exogenous psychosis" [TIAB]) OR ("exogenous psychoses" [TIAB]) OR ("toxic psychosis" [TIAB]) OR ("toxic psychoses" [TIAB]) OR ("toxic confusion" [TIAB]) OR (obnubilat* [TIAB])) AND Humans [MH] AND English [LA] AND 0001 [EDAT]：2020/01/31 [EDAT]
···12,858 件

#5　#2 AND #4···733 件

#6　systematic [sb] OR "randomized controlled trial" [Publication Type] OR "meta analysis" [Publication Type]···707,354 件

#7　#5 AND #6···107 件

#8　#3 OR #7···156 件

検索の結果得られた 156 件の文献のうち，題名・抄録のレビューにより 15 件の文献を二次スクリーニングに採用した。

CENTRAL（検索日　2020 年 2 月 4 日）

検索式および検索の結果得られた文献は臨床疑問 1 と同じ。

検索の結果得られた 320 件の文献のうち，題名・抄録のレビューにより PubMed の検索結果に追加採用はなし。

CDSR（検索日　2020 年 6 月 9 日）

検索式および検索の結果得られた文献は臨床疑問 1 と同じ。

検索の結果得られた 122 件の文献のうち，題名・抄録のレビューにより 3 件の文献を二次スクリーニングに採用した。

医中誌 Web（検索日　2020 年 2 月 5 日）

#1　せん妄/TH or せん妄/AL or 譫妄/AL···13,818 件

#2　腫瘍/TH or 癌/AL or がん/AL···2,469,621 件

#3　#1 and #2···2,588 件

#4　(#3) and (PT＝原著論文，総説，レター CK＝ヒト PDAT＝//：2020/01/31)···729 件

#5　(Benzodiazepines/TH or Benzodiazepines/AL)···23,070 件

#6　Benzodiazepines/TH···23,043 件

#7　(#6) and (SH＝治療的利用)···15,148 件

#8　#4 and #7···32 件

検索の結果得られた 32 件の文献のうち，題名・抄録のレビューにより 6 件の文献を二次スクリーニングに採用した。

［二次スクリーニング］

一次スクリーニングで採用した 24 件の文献のうち，フルテキスト精読の結果，採用した文献はなし。ハンドサーチによる追加文献もなし。

＊　＊

悪性腫瘍患者を対象とした検索およびスクリーニングで得られた文献が十分ではなかったため，悪性腫瘍を外し，システマティックレビュー・メタアナリシスに絞った追加検索を行った。なお，CDSR は最初の検索で悪性腫瘍の条件がないので追加検索は行っていない。

V 章

資料

[一次スクリーニング]

PubMed（検索日　2020 年 9 月 1 日）

#1　((("Delirium" [Mesh]) OR (deliri* [TW]) OR ("acute confusion" [TIAB]) OR ("acute organic psychosyndrome" [TIAB]) OR ("acute organic psychosyndromes" [TIAB]) OR ("acute brain syndrome" [TIAB]) OR ("acute brain syndromes" [TIAB]) OR ("metabolic encephalopathy" [TIAB]) OR ("metabolic encephalopathies" [TIAB]) OR ("acute psycho-organic syndrome" [TIAB]) OR ("clouding of consciousness" [TIAB]) OR ("exogenous psychosis" [TIAB]) OR ("exogenous psychoses" [TIAB]) OR ("toxic psychosis" [TIAB]) OR ("toxic psychoses" [TIAB]) OR ("toxic confusion" [TIAB]) OR (obnubilat* [TIAB])) AND Humans [MH] AND English [LA] AND 0001 [EDAT]：2020/01/31 [EDAT]
　　　　　　　　　　　　　　　　　　　　　　　　　　　　　　　　　　13,437 件

#2　"benzodiazepines/therapeutic use" [MeSH Terms]　　　　　　　　　　32,442 件

#3　#1 AND #2　　　　　　　　　　　　　　　　　　　　　　　　　　　760 件

#4　#3 AND (Systematic Review [ptyp] OR Meta-Analysis [ptyp])　　　　　31 件

検索の結果得られた 31 件の文献のうち，題名・抄録のレビューにより 6 件の文献を二次スクリーニングに採用した。

CDSR（検索日　2020 年 6 月 9 日）

検索式および検索の結果得られた文献は臨床疑問 1 と同じ。

検索の結果得られた 122 件の文献のうち，題名・抄録のレビューにより 3 件の文献を二次スクリーニングに採用した。

医中誌 Web（検索日　2020 年 9 月 1 日）

#1　（せん妄/TH or せん妄/AL or 譫妄/AL）and（PT＝原著論文，総説，レター and CK＝ヒト and PDAT＝//：2020/01/31）　　　　　　　　　　　　　　　　　　　3,781 件

#2　Benzodiazepines/TH and SH＝治療的利用　　　　　　　　　　　　15,602 件

#3　#1 and #2　　　　　　　　　　　　　　　　　　　　　　　　　144 件

#4　メタアナリシス/TH or システマティックレビュー/TH or メタアナリシス/AL or メタ分析/AL or メタ解析/AL　　　　　　　　　　　　　　　　　　　　　　　10,903 件

#5　#3 and #4　　　　　　　　　　　　　　　　　　　　　　　　　　2 件

検索の結果得られた 2 件の文献のうち，題名・抄録のレビューにより二次スクリーニングに採用した文献はなし。

[二次スクリーニング]

一次スクリーニングで採用した 9 件の文献のうち，フルテキスト精読の結果，3 件の文献を採用した。

臨床疑問 9 (P105)

せん妄を有するオピオイド投与中のがん患者に対して，せん妄の症状軽減を目的として，オピオイドスイッチングを行うことは推奨されるか？

[一次スクリーニング]

PubMed（検索日　2020 年 3 月 2 日）

#1　((("Delirium" [Mesh]) OR (deliri* [TW]) OR ("acute confusion" [TIAB]) OR ("acute organic psychosyndrome" [TIAB]) OR ("acute organic psychosyndromes" [TIAB]) OR ("acute brain syndrome" [TIAB]) OR ("acute brain syndromes" [TIAB]) OR ("metabolic encephalopathy" [TIAB]) OR ("metabolic encephalopathies" [TIAB]) OR ("acute psycho-organic syndrome" [TIAB]) OR ("clouding of consciousness" [TIAB]) OR ("exogenous psychosis" [TIAB]) OR ("exogenous psychoses" [TIAB]) OR ("toxic psychosis" [TIAB]) OR ("toxic psychoses" [TIAB]) OR ("toxic confusion" [TIAB]) OR (obnubilat* [TIAB])) AND ((neoplasms [Mesh]) OR (cancer [TIAB])) AND Humans [MH] AND English [LA] AND 0001 [EDAT]：2020/01/31 [EDAT]··1,010 件

#2	"opioid switching" OR "opioid rotation" OR "opioid substitution" OR "opioid conversion" ··	1,141 件
#3	#1 AND #2···	14 件
#4	"analgesics, opioid/administration and dosage" [MeSH Terms]··········	15,236 件
#7	#1 AND #4···	29 件
#8	#3 OR #7··	36 件

検索の結果得られた 36 件の文献のうち，題名・抄録のレビューにより 17 件の文献を二次スクリーニングに採用した。

CENTRAL（検索日　2020 年 2 月 4 日）

検索式および検索の結果得られた文献は臨床疑問 1 と同じ。

検索の結果得られた 320 件の文献のうち，題名・抄録のレビューにより PubMed の検索結果に追加採用はなし。

CDSR（検索日　2020 年 6 月 9 日）

検索式および検索の結果得られた文献は臨床疑問 1 と同じ。

検索の結果得られた 122 件の文献のうち，題名・抄録のレビューにより PubMed の検索結果に追加採用はなし。

医中誌 Web（検索日　2020 年 2 月 21 日）

#1	せん妄/TH or せん妄/AL or 譫妄/AL·······································	13,874 件
#2	腫瘍/TH or 癌/AL or がん/AL···	2,471,694 件
#3	#1 AND #2···	2,591 件
#4	（#3）and（PT＝原著論文，総説，レター CK＝ヒト PDAT＝//：2020/01/31）·····	729 件
#5	opioid switching/AL or "opioid rotation"/AL or "opioid···············	29 件
#6	オピオイドスイッチング/AL··	61 件
#7	オピオイドローテーション/AL···	286 件
#8	オピオイドサブスティチューション/AL·····································	0 件
#9	オピオイドサブスティテューション/AL·····································	0 件
#10	オピオイドコンバージョン/AL···	0 件
#11	#5 or #6 or #7 or #8 or #9 or #10···	352 件
#12	（オピオイド系鎮痛剤/TH）and（SH＝治療的利用）·····················	21,068 件
#13	投薬計画/TH···	60,224 件
#14	#12 and #13··	1,436 件
#15	#11 or #14··	1,520 件
#16	#4 and #15··	26 件

検索の結果得られた 26 件の文献のうち，題名・抄録のレビューにより 4 件の文献を二次スクリーニングに採用した。

［二次スクリーニング］

一次スクリーニングで採用した 21 件の文献のうち，フルテキスト精読の結果，6 件の文献を採用し

た。ハンドサーチにより1件の文献を採用した。

臨床疑問（背景疑問）10 (P112)
せん妄を有するがん患者に対して，せん妄の症状軽減を目的として，推奨される非薬物療法にはどのようなものがあるか？

[一次スクリーニング]

PubMed（検索日　2020年2月3日）

#1　　(("Delirium"[Mesh]) OR (deliri*[TW]) OR ("acute confusion"[TIAB]) OR ("acute organic psychosyndrome"[TIAB]) OR ("acute organic psychosyndromes"[TIAB]) OR ("acute brain syndrome"[TIAB]) OR ("acute brain syndromes"[TIAB]) OR ("metabolic encephalopathy"[TIAB]) OR ("metabolic encephalopathies"[TIAB]) OR ("acute psycho-organic syndrome"[TIAB]) OR ("clouding of consciousness"[TIAB]) OR ("exogenous psychosis"[TIAB]) OR ("exogenous psychoses"[TIAB]) OR ("toxic psychosis"[TIAB]) OR ("toxic psychoses"[TIAB]) OR ("toxic confusion"[TIAB]) OR (obnubilat*[TIAB])) AND ((neoplasms[Mesh]) OR (cancer[TIAB])) AND Humans[MH] AND English[LA] AND 0001[EDAT]：2020/01/31[EDAT]··········996件

#2　　("therapy"[Subheading：noexp] OR "nursing"[Subheading] OR "rehabilitation"[Subheading] OR environment*[TIAB] OR sleep*[TIAB] OR "bright light therapy"[TIAB] OR Phototherapy[Mesh] OR phototherap*[TIAB] OR Exercise Therapy[Mesh] OR "exercise therapy"[TIAB])··········3,243,250件

#3　　#1 AND #2··········345件

検索の結果得られた345件の文献のうち，題名・抄録のレビューにより28件の文献を二次スクリーニングに採用した。

CENTRAL（検索日　2020年2月4日）
検索式および検索の結果得られた文献は臨床疑問1と同じ。
検索の結果得られた320件の文献のうち，題名・抄録のレビューにより1件の文献を二次スクリーニングに採用した。

CDSR（検索日　2020年6月9日）
検索式および検索の結果得られた文献は臨床疑問1と同じ。
検索の結果得られた122件の文献のうち，題名・抄録のレビューにより2件の文献を二次スクリーニングに採用した。

医中誌Web（検索日　2020年2月4日）

#1　　((せん妄/TH or せん妄/AL or 譫妄/AL) and (腫瘍/TH or 癌/AL or がん/AL) and (PT＝原著論文，総説，レター and CK＝ヒト and PDAT＝//：2020/01/31))··········729件

#2　　((非薬物/AL) or (環境/TH or 環境/AL) or (睡眠/TH or 睡眠/AL) or (光線療法/TH or 光線/AL) or (運動療法/TH or 運動療法/AL) or (日常生活活動/TH or 日常生活/AL))··········612,370件

#3　　(SH＝治療)··········984,591件

#4　　#2 or #3··········1,258,834件

#5　　#1 and #4··········188件

検索の結果得られた188件の文献のうち，題名・抄録のレビューにより12件の文献を二次スクリーニングに採用した。

[二次スクリーニング]

一次スクリーニングで採用した43件の文献のうち，フルテキスト精読の結果，1件の文献を採用した。ハンドサーチによる追加文献はなし。

＊　＊

悪性腫瘍患者を対象とした検索およびスクリーニングで得られた文献が十分ではなかったため，悪性腫瘍を外し，システマティックレビューとメタアナリシスに絞った追加検索を行った。なお，CDSRは最初の検索で悪性腫瘍の条件がないため追加検索は行っていない。

[一次スクリーニング]

PubMed（検索日　2020年7月3日）

#1　　((("Delirium" [Mesh] OR deliri* [TW] OR "acute confusion" [TIAB] OR "acute organic psychosyndrome" [TIAB] OR "acute organic psychosyndromes" [TIAB] OR "acute brain syndrome" [TIAB] OR "acute brain syndromes" [TIAB] OR "metabolic encephalopathy" [TIAB] OR "metabolic encephalopathies" [TIAB] OR "acute psycho-organic syndrome" [TIAB] OR "clouding of consciousness" [TIAB] OR "exogenous psychosis" [TIAB] OR "exogenous psychoses" [TIAB] OR "toxic psychosis" [TIAB] OR "toxic psychoses" [TIAB] OR "toxic confusion" [TIAB] OR obnubilat* [TIAB]) AND (Meta-Analysis [pt] OR systematic [sb]) AND Humans [MH] AND English [LA] AND 0001 [EDAT] : 2020/01/31 [EDAT]) AND ("therapy" [Subheading : Noexp] OR "nursing" [Subheading] OR "rehabilitation" [Subheading] OR environment* [TIAB] OR sleep* [TIAB] OR "bright light therapy" [TIAB] OR Phototherapy [Mesh] OR phototherap* [TIAB] OR Exercise Therapy [Mesh] OR "exercise therapy" [TIAB])····································104件

検索の結果得られた104件の文献のうち，題名・抄録のレビューにより10件の文献を二次スクリーニングに採用した。

CDSR（検索日　2020年6月9日）

検索式および検索の結果得られた文献は臨床疑問1と同じ。

検索の結果得られた122件の文献のうち，題名・抄録のレビューによりPubMedの検索結果に追加採用はなし。

医中誌Web（検索日　2020年7月3日）

#1　　((せん妄/TH or せん妄/AL or 譫妄/AL) and (PT＝原著論文，総説 and CK＝ヒト) and (RD ＝メタアナリシス or メタアナリシス/TH or システマティックレビュー/TH or メタアナリシス/AL or メタ分析/AL or メタ解析/AL) and (PDAT＝//：2020/01/31)) and (非薬物/AL or 環境/TH or 環境/AL or 睡眠/TH or 睡眠/AL or 光線療法/TH or 光線/AL or 運動療法/TH or 運動療法/AL or 日常生活活動/TH or 日常生活/AL or SH＝治療)····································4件

検索の結果得られた4件の文献のうち，題名・抄録のレビューにより1件の文献を二次スクリーニングに採用した。

[二次スクリーニング]

一次スクリーニングで採用した11件の文献のうち，フルテキスト精読の結果，5件の論文を採用した。また，ハンドサーチにより1件の論文を採用した。

臨床疑問（背景疑問）11 (P118)
がん患者の終末期のせん妄に対して，せん妄の症状軽減を目的として推奨されるアプローチにはどのようなものがあるか？

［一次スクリーニング］

PubMed（検索日　2020年2月3日）

#1　(((``Delirium''［Mesh］) OR (deliri*［TW］) OR (``acute confusion''［TIAB］) OR (``acute organic psychosyndrome''［TIAB］) OR (``acute organic psychosyndromes''［TIAB］) OR (``acute brain syndrome''［TIAB］) OR (``acute brain syndromes''［TIAB］) OR (``metabolic encephalopathy''［TIAB］) OR (``metabolic encephalopathies''［TIAB］) OR (``acute psycho-organic syndrome''［TIAB］) OR (``clouding of consciousness''［TIAB］) OR (``exogenous psychosis''［TIAB］) OR (``exogenous psychoses''［TIAB］) OR (``toxic psychosis''［TIAB］) OR (``toxic psychoses''［TIAB］) OR (``toxic confusion''［TIAB］) OR (obnubilat*［TIAB］)) AND ((neoplasms［Mesh］) OR (cancer［TIAB］)) AND Humans［MH］ AND English［LA］ AND 0001［EDAT］：2020/01/31［EDAT］ ⋯⋯⋯⋯996件

#2　(Terminal Care［Mesh］OR Palliative Care［Mesh］OR Hospice Care［Mesh］OR palliative *［TIAB］OR hospice［TIAB］OR therapy［SH］OR Quality of Life［Mesh］OR ``quality of life''［TIAB］OR qol［TIAB］) AND (terminal*［TIAB］OR end［TIAB］OR dying［TIAB］OR death［TIAB］) ⋯⋯⋯⋯514,338件

#3　#1 AND #2 ⋯⋯⋯⋯267件

検索の結果得られた267件の文献のうち，題名・抄録のレビューにより42件の文献を二次スクリーニングに採用した。

CENTRAL（検索日　2020年2月4日）

検索式および検索の結果得られた文献は臨床疑問1と同じ。

検索の結果得られた320件の文献のうち，題名・抄録のレビューにより21件の文献を二次スクリーニングに採用した。

CDSR（検索日　2020年6月9日）

検索式および検索の結果得られた文献は臨床疑問1と同じ。

検索の結果得られた122件の文献のうち，題名・抄録のレビューによりPubMedの検索結果に追加採用はなし。

医中誌Web（検索日　2020年2月3日）

#1　((せん妄/TH or せん妄/AL or 譫妄/AL) and (腫瘍/TH or 癌/AL or がん/AL) and (PT=原著論文，総説，レター and CK＝ヒト and PDAT=//：2020/01/31)) ⋯⋯⋯⋯729件

#2　((ターミナルケア/TH or 緩和ケア/TH or ホスピスケア/TH or ターミナル/AL or 末期/AL or 緩和/AL or ホスピス/AL) or (生活の質/TH or ``quality of life''/AL or ``quality-of-life''/AL or QOL/AL)) ⋯⋯⋯⋯199,792件

#3　#1 and #2 ⋯⋯⋯⋯241件

検索の結果得られた241件の文献のうち，題名・抄録のレビューにより27件の文献を二次スクリーニングに採用した。

［二次スクリーニング］

一次スクリーニングで採用した90件の文献にハンドサーチで2件を追加し，フルテキスト精読の結果，11件の文献を採用した。

臨床疑問（背景疑問）12 (P127)
せん妄を有するがん患者に対して，家族が望むケアにはどのようなものがあるか？

[一次スクリーニング]

PubMed（検索日　2020 年 2 月 3 日）

#1　((("Delirium" [Mesh]) OR (deliri* [TW]) OR ("acute confusion" [TIAB]) OR ("acute organic psychosyndrome" [TIAB]) OR ("acute organic psychosyndromes" [TIAB]) OR ("acute brain syndrome" [TIAB]) OR ("acute brain syndromes" [TIAB]) OR ("metabolic encephalopathy" [TIAB]) OR ("metabolic encephalopathies" [TIAB]) OR ("acute psycho-organic syndrome" [TIAB]) OR ("clouding of consciousness" [TIAB]) OR ("exogenous psychosis" [TIAB]) OR ("exogenous psychoses" [TIAB]) OR ("toxic psychosis" [TIAB]) OR ("toxic psychoses" [TIAB]) OR ("toxic confusion" [TIAB]) OR (obnubilat* [TIAB])) AND ((neoplasms [Mesh]) OR (cancer [TIAB])) AND Humans [MH] AND English [LA] AND 0001 [EDAT] : 2020/01/31 [EDAT]････････････････････････････････996 件

#2　("Family" [Mesh]) OR (famil* [TW]) OR ("Caregivers" [Mesh]) OR (caregiver* [TW]) OR (carer* [TW])･･1,438,329 件

#3　#1 AND #2･･･152 件

検索の結果得られた 152 件の文献のうち，題名・抄録のレビューにより 11 件の文献を二次スクリーニングに採用した。

CENTRAL（検索日　2020 年 2 月 4 日）

検索式および検索の結果得られた文献は臨床疑問 1 と同じ。

検索の結果得られた 320 件の文献のうち，題名・抄録のレビューにより PubMed の検索結果に追加採用はなし。

CDSR（検索日　2020 年 6 月 9 日）

検索式および検索の結果得られた文献は臨床疑問 1 と同じ。

検索の結果得られた 122 件の文献のうち，題名・抄録のレビューにより PubMed の検索結果に追加採用はなし。

医中誌 Web（検索日　2020 年 2 月 3 日）

#1　((せん妄/TH or せん妄/AL or 譫妄/AL) and (腫瘍/TH or 癌/AL or がん/AL) and (PT＝原著論文，総説，レター and CK＝ヒト and PDAT＝// : 2020/01/31))･････････729 件

#2　(家族/TH or 家族/AL or 介護者/TH or 介護者/AL or 介護従事者/AL or 介助者/AL)
　　･･･230,994 件

#3　#1 and #2･･･90 件

検索の結果得られた 90 件の文献のうち，題名・抄録のレビューにより 1 件の文献を二次スクリーニングに採用した。

[二次スクリーニング]

一次スクリーニングで採用した 12 件の文献のうち，フルテキスト精読の結果，1 件の文献を採用した。ハンドサーチによる追加文献はなし。

（松田能宣）

3 今後の検討課題

　以下の項目については，次回以降の改訂の際に再度検討することとした。エビデンスが十分ではない臨床疑問については，エビデンスとなる臨床研究が推進されることを期待する。

1 今回のガイドラインでは，対応しなかったこと

・ダイジェスト版など，より簡便な普及のためのツール作成
・患者・家族を対象としたガイドラインの説明用ツールの作成

2 臨床疑問として，今後の検討が必要なこと

1）せん妄の予防
・がん患者のせん妄予防を目的とした抗精神病薬以外の薬剤（ラメルテオン，スボレキサント，レンボレキサント，抑肝散など）の有効性と安全性について検討
・がん患者のせん妄予防を目的とした多職種連携介入の有効性と安全性についての検討

2）せん妄の治療
・がん患者のせん妄に対する抗精神病薬以外の薬剤（ラメルテオン，スボレキサント，レンボレキサント，抑肝散，Z-drug，デクスメデトミジンなど）の有効性と安全性についての検討
・がん患者のせん妄に対する抗精神病薬とベンゾジアゼピン系薬の併用の有効性と安全性についての検討
・がん患者のせん妄に対する個々の抗精神病薬の有効性と安全性についての比較検討
・がん患者の低活動型せん妄に対する薬物療法の有効性と安全性についての検討
・がん患者のせん妄に対する多職種連携介入の有効性と安全性についての検討

（松田能宣，谷向　仁，井上真一郎）

あ

■オピオイド類

オピオイド（opioid）とは，麻薬性鎮痛薬やその関連合成鎮痛薬などのアルカロイドおよびモルヒネ様活性を有する内因性または合成ペプチド類の総称である。医療現場では，モルヒネ，オキシコドン，フェンタニル，ヒドロモルフォン，タペンタドールなどが使用されている。

■オピオイドスイッチング

オピオイドの副作用により鎮痛効果を得るだけのオピオイドを投与できない時や，鎮痛効果が不十分な時に，投与中のオピオイドから他のオピオイドに変更することをいう。オピオイドの投与経路の変更をオピオイドスイッチングに含む場合がある。

か

■幻覚

知覚の障害として位置づけられ，「感覚器への対応する外的刺激なしに生じる知覚」と定義される。具体的には幻聴，幻視，幻臭などがあるが，せん妄では幻視（見えないはずのものが見える）が多いといわれている。例えば，「病室に犬がいる」などである。

■抗コリン薬（抗コリン作用）

アセチルコリンがアセチルコリン受容体に結合するのを阻害する効果をもつ薬剤。口渇・尿閉・便秘・認知機能障害などをきたすことがある。

■抗精神病薬

主に統合失調症に使用される薬剤のことである。国内では多くの種類が上市されており，定型抗精神病薬（ハロペリドール，クロルプロマジンなど）と非定型抗精神病薬（リスペリドン，クエチアピン，オランザピン，ペロスピロンなど）に分類される。共通してドパミン D_2 受容体遮断作用を有しており，近年では非定型抗精神病薬が主に用いられている（P169，「主要な抗精神病薬一覧」参照）。

■抗ヒスタミン薬

ヒスタミンがヒスタミン受容体に結合するのを阻害する効果をもつ薬剤のことである。眠気を有することがあるが，薬剤によって鎮静作用に差がある。

■昏迷

意識は清明だが外部からの刺激に反応しない状態。

さ

■サーカディアン・リズム

生物が示すさまざまな生理現象にみられ，概ね24時間周期で繰り返される変化のことである。睡眠─覚醒，体温，尿量，代謝，ホルモン分泌，月経など，生体に備わった特に自律性をもつ内因性のリズムを指す。概日リズムともいう。

■錯覚

感覚器に異常がないのにもかかわらず，現実とは異なる知覚を生じる。このうち視覚性の錯

覚を「錯視」という。例えば，「天井の模様が虫に見える」などである。

■視覚性記憶

「情報の様式」によって記憶を分類した場合，言語性記憶と視覚性記憶に分けられるが，このうち視覚性記憶は，映像や記号など視覚的な形で保存される記憶のことをいう。

■視空間認知

目から入った情報のうち，ものの位置や向きを認識する能力のことである。

■失見当識・見当識障害

見当識（時間，場所，人など）の障害のことである。例えば，「朝なのに夜中と思っている」「病院にいるのに家にいると思っている」などである。

■終末期

生命予後が1カ月程度と見込まれる時期とすることが多いが，明確な定義はない。

■錐体外路症状

錐体外路の障害（主に大脳基底核が関与）により生じる症状であり，具体的な症状として，筋強剛，振戦，無動，舞踏運動，アテトーゼ，ジストニアなどがある。

■睡眠衛生指導

良質な睡眠を確保するために，睡眠に関する適切な知識を提供し生活を改善することを促す，非薬物的な指導法のことである。

■睡眠薬

不眠などがみられた場合に，睡眠の確保を目的として使用される薬剤のことである。作用時間の違いから超短時間型，短時間型，中時間型，長時間型に分類される。代表的な睡眠薬とし

て，ベンゾジアゼピン（benzodiazepine：BZ）受容体作動薬（非BZ系，BZ系に分類される），メラトニン受容体作動薬，オレキシン受容体拮抗薬などがある。

■数唱

提示された数字を，順に（順唱）あるいは逆順に（逆唱）複唱する認知機能検査課題の一つ。せん妄の意識障害評価にはよく用いられる。

■スクリーニング

簡便な検査によって，症状が出現する前に発症する可能性のある人/対象を選り分ける方法のことである。

■精神運動活動（興奮/抑制）

精神障害を示す行動上の異常と意志統合の障害のことである。行動過多状態（精神運動興奮）と行動過少状態（精神運動抑制）がある。

た

■知覚

感覚器官を通じて，外界の事物を見分け，捉える機能。視覚，聴覚，嗅覚，味覚，触覚などがある。

■注意機能

全般性注意と方向性注意に大別され，全般性注意では，「選択」「持続」「分配」「転換」の各要素に分類される。

■鎮静

患者の苦痛緩和を目的として患者の意識を低下させる薬剤を投与すること，あるいは患者の苦痛緩和のために投与した薬剤によって生じた意識の低下を意図的に維持すること。鎮静様式（持続的，間欠的），および，鎮静水準（浅い鎮静，深い鎮静）が下位分類として定義される。

な

■日没症候群

「夕暮れ症候群」「たそがれ症候群」とも呼ばれる。夕方になるとソワソワして落ち着かなくなったり，少しのことに声を荒げたりしやすくなる状態を指す。

■認知行動療法

人間の気分や行動が認知のあり方（ものの考え方や受け取り方）の影響を受けることから，認知の偏りを修正することで，問題解決を手助けすることを目的とした精神療法のことである。

は

■半構造化面接

一定の質問に従って面接を進めながら，被面接者の状況や回答に応じて面接者が何らかの反応を示したり，質問の表現，順序，内容などを状況に応じて変えることのできる面接法。構造化面接とは異なり，若干の自由度を併せもつ。

■非薬物療法（複合的非薬物療法）

薬物を用いない治療的なアプローチ。リハビリテーションや心理療法など多数ある。

■ベンゾジアゼピン系薬

GABAA受容体におけるγ-アミノ酪酸（GABA）の作用を強め，鎮静・催眠，抗不安，抗けいれん，筋弛緩などの各作用を発揮する薬剤のことである。抗不安薬，睡眠薬の多くがこれに該当する。

■ポリファーマシー

同時に多種類の薬剤を使用している状態で，不必要・不適切な薬剤の使用を含む概念と定義されていることが多い。

ま

■妄想

合理的な根拠をもたずに確信された病的な判断・観念で，理性や反証によっても訂正しえない状態。例えば，「医療者に毒物を飲まされる」などである。

ら

■離脱せん妄

物質からの離脱によって引き起こされるせん妄。アルコール離脱せん妄（振戦せん妄）が有名であるが，その他の薬剤などでも起こりうる。

■レビー小体型認知症

神経変性による認知症ではアルツハイマー型認知症に次いで多い。中核的特徴として，注意や明晰さの著明な変化を伴う認知の変動，繰り返される具体的な幻視，パーキンソニズム，レム睡眠行動障害などがあり，せん妄も引き起こしやすい。抗精神病薬への過敏反応を示しやすく注意が必要である。

欧文

■DSM

「Diagnostic and Statistical Manual of Mental Disorders」のことであり，アメリカ精神医学会が作成している精神障害の診断と統計マニュアル。2013年5月に第5版（DSM-5）が発行され，現在使用されている。

■TMT（trail making test）

幅広い注意，ワーキングメモリ，空間的探索，処理速度，保続，衝動性などを総合的に測定する神経心理評価法。Part A（数字を順番に結ぶ課題），Part B（数字と文字を交互に結ぶ課題）の2つのパートに分かれ，いずれも課題遂行に費

V章

資料

168

やされた時間あるいは制限時間内で引くことができた線の数を指標として評価される。

■Z-drug
　化学構造式としてベンゾジアゼピン系骨格を

もたず，受容体サブユニットへの親和性がやや異なる薬剤。国内ではゾルピデム（マイスリー®），ゾピクロン（アモバン®），エスゾピクロン（ルネスタ®）を指して呼ばれている。

（谷向　仁，松田能宣，井上真一郎）

主要な抗精神病薬一覧

分類		成分名	最高血中濃度到達時間	血中濃度半減期	剤型	薬物代謝酵素	腎機能低下時	禁忌
非定型抗精神病薬	MARTA	アセナピン	約1時間	約17時間	舌下錠	CYP1A2で代謝 CYP2D6を軽度に阻害する	注意して投与	重度の肝機能障害(Child-Pugh分類C)
		オランザピン	約3時間	約30時間	錠,ザイディス錠,OD錠,細粒,筋注	CYP1A2,CYP2D6で代謝	減量規定なし	糖尿病の患者,糖尿病の既往歴のある患者
		クエチアピン	約1時間	約3時間	錠,細粒	主にCYP3A4で代謝	特に記載なし	糖尿病の患者,糖尿病の既往歴のある患者
	SDA	ペロスピロン	0.5～4時間	1～3時間	錠	主にCYP3A4で代謝	特に記載なし	特異なものはなし
		リスペリドン	約1時間	約4時間	錠,OD錠,細粒,内用液,筋注	主にCYP2D6,一部CYP3A4で代謝	半減期の延長およびAUCが増大することがある	特異なものはなし
	DSA	ブロナンセリン	2時間	10.7～16.2時間	錠,散,テープ	主にCYP3A4で代謝	特に記載なし	特異なものはなし
	DPA	アリピプラゾール	3～4時間	約61時間	錠,OD錠,持続性水懸筋注用,散,細粒,内用液	主にCYP3A4とCYP2D6で代謝	特に記載なし	特異なものはなし
定型抗精神病薬	ブチロフェノン系	ハロペリドール	5～6時間	24～83時間	錠,細粒,内服液,注	主にCYP3A4とCYP2D6で代謝	特に記載なし	重症心不全,パーキンソン病,レビー小体型認知症
	フェノチアジン系	クロルプロマジン	約3時間	約2.5時間	錠,糖衣錠,細粒,筋注	主にCYP2D6で代謝	特に記載なし	特異なものはなし
		レボメプロマジン	1～4時間	15～30時間	錠,散,細粒,顆粒,筋注	CYP2D6を阻害する可能性あり	特に記載なし	特異なものはなし

MARTA：multi-acting receptor-targeted antipsychotics
SDA：serotonin-dopamine antagonist
DSA：dopamine-serotonin antagonist
DPA：dopamine partial agonist

(注)
がん患者のせん妄に対する薬物療法では,患者の身体状態を丁寧に評価したうえで少量から開始し,効果と副作用の評価を常に行い,薬剤量の調整を行う。
なお,最高血中濃度到達時間,血中濃度半減期は目安として記載した。詳細な数値は添付文書などを参照されたい。

患者・家族へのせん妄説明パンフレット

 OPTIM

意識が混乱したとき　意識の混乱は，「せん妄」と呼ばれます

「せん妄」とはどのような症状ですか？

- ●体調が悪い
- ●手術の後
- ●新しいくすりがからだに合わない

などの原因で一定の期間意識が混乱することです

- ●50～70%の方は，治療により回復します

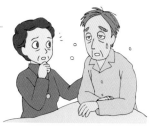

「せん妄」のときは，患者さんにこのような変化があります

（すべての方に見られるわけではありません）

☐場所や時間の感覚が鈍くなる
- ・いる場所や，今日が何月何日かわかりにくい
- ・昼や夜の区別や時間が分かりにくい
- ・病院にいるか自宅にいるかわからない

☐幻覚がみえる
- ・実際にはないものが見える
- ・「部屋の中に虫が見える」
- ・「誰かが部屋の外に立っている」

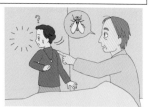

☐昼と夜の感覚が鈍くなる
- ・眠る時間と起きる時間が不規則になる
- ・昼間眠って，夜に眠れない

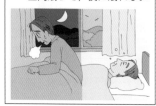

☐落ちつきがない
- ・何度もベッドから起き上がる
- ・くりかえし，どこかへ行こうとする
- ・転んでしまう

☐話していることのつじつまが合わない
- ・過去のことを今のことのように話す
- ・現実とは違うことを話す

☐怒りっぽくなり，時には荒っぽくなる

☐からだについている治療のための管を「知らずに」抜いてしまう

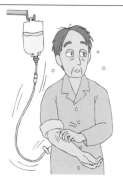

治療の目標は

☐せん妄状態がなくなる

☐意識はやや混濁しているが，落ち着かない様子がやわらぎ，夜は眠れている

☐　　　　　　　　　　　　　　　　治療は，　月　日　3～7日ごとに見直します

説明を受けた方

説明をした人　　　　　　　　　　　　　月　　日

10
せん妄 1-1

こんな原因があります

☐神経に作用するくすり
☐高カルシウム血症（血液中のカルシウムが高くなる）
☐脱水，腎臓の異常
☐肝臓の異常（黄疸など）
☐環境の変化（急に入院した，集中治療室に入ったなど）
☐貧血
☐電解質（ミネラル）の異常
☐中枢神経によるもの（脳梗塞，腫瘍など）
☐

こんな診察・検査をします

☐身体診察
☐血液検査
☐頭部CT・MRI検査（必要なとき）
☐

こんな治療をします

原因の治療をします
☐原因となっているくすりを変更・中止します
☐カルシウム値を下げる点滴をします
☐点滴で脱水を治療します
☐輸血をします
☐

→ 原因が改善することで症状も改善することを待ちます

症状に対してはこのように対処します

☐眠れないとき，落ち着かないときに頓服で神経が落ち着くおくすりを使います

→ ☐定期的に神経が落ち着くおくすりを使います
・眠れないとき，落ち着かないときは追加で頓服を使用してください

こんなおくすりを使います

■定期的に使用するくすり

■症状が強いときに使用するくすり

　　　　時間間隔で　　　1日　　　回まで

緩和ケア普及のための地域プロジェクト　OPTIM

10

せん妄 1-2

こんなケア，工夫をします

> 患者さんが混乱している
> とき，どのような工夫を
> されていますか？

場所，時間の感覚を取り戻す
- 時計やカレンダーを見えるところに置く
- 日付や時間を何気なく会話の中に盛り込む
- なじみのある物，家族の写真を置く

会話
- つじつまの合わない会話であっても，否定しないようにします
- 会話を否定されると，かえって患者さんは苦痛を感じることがあります
- 混乱した会話であっても，ご家族ならわかることもあります。内容を聞いてどのようなことを話しているか医師や看護師に教えてください
- ちぐはぐな会話をしていることを，「おかしい」と指摘することが，かえって患者さんの気持ち，誇りを傷つけることがあります

〈会話の例〉
患者さん 「どろぼうがそこにいる……助けて！」
ご家族　 「そうだね，つかまえたから，もう大丈夫だよ」

環境を整える
- 昼間は，日光を採り入れ明るくし，適度な運動や刺激（テレビ，会話，散歩など）をする
- 夜は静かに，40〜60Wのスポット照明を使用する

安全
- 刃物（ナイフ，ハサミ），ライター，ポットを患者さんの周りに置かない（一時期，別の場所に保管する）
- ベッドを低くする

口の荒れ
- 口の中を毎日確認します。口の渇きが強いことが多いので，こまめにお手入れをします
- 荒れていれば，適切な処置をします

ご家族に手伝っていただけること
患者さんの意識が混乱しているときは，ご家族の協力が大きな助けになります
- 意識の混乱している間は，できるだけ付き添う
- 患者さんの代わりに，ケアや治療のことを医師や看護師と話し合う

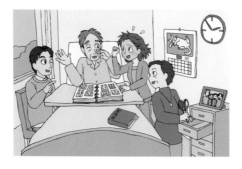

医師や看護師にはこうお伝えください

■せん妄について，分からないこと，心配していること，患者さんの対応で困っていることがあれば
　教えてください

■以下のことを教えて下さい
　●夜眠れているか…□よく眠れる　□時々起きるがだいたい眠れる　□眠れない
　●日中，話につじつまが合うか…□あう　□時々合わないが だいたい合う　□合わない

こんな心配はありませんか

Q 何か話しているが，よ
　くわからない

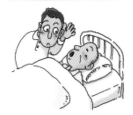

A どのようなことを話そうとしているのか想像してみてください。
本当にあった昔のこと，今気がかりになっていることやしておき
たいこと，あるいは口の渇きやトイレに行きたいと伝えようとし
ていることもあります
　時間や場所が分かりにくくなることは多いですが，ご家族のこ
とがわからなくなることはめったにありません
　つじつまが合わないときは，患者さんのいうことを否定せずに
付き合い，安心できるような会話をしてください。「間違いを正す」
ことは患者さんを傷つけることがあります

Q そばで何をしていいか
　わからない
　話ができないことがつ
　らい

A 普段通りに声をかけたり，静かに足をマッサージしたり，ただ
部屋の中でご家族でお話されている声が聞こえたりするだけでも，
患者さんはホッとされることが多いようです

Q 疲れてくたくたになっ
　てしまった

A まず，あなた自身が休めるような工夫を看護師と相談してくだ
さい。他のご家族にも協力してもらいましょう。看護師もお手伝
いします
　日中，患者さんが休まれているときは，それに合わせて休んで
ください

こんなときは連絡してください

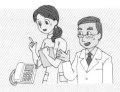

□落ち着きがない，興奮している状態でご家族が対応し
　きれないとき
□意識の状態が悪化して，呼びかけても反応がないとき
□

〔緩和ケアプログラムによる地域介入研究班．「緩和ケア普及のための地域プロジェクト：OPTIM study（厚生労働科
学研究　がん対策のための戦略研究）」．痛み以外の症状についてのパンフレット：10 意識が混乱したとき（せん
妄）．http://gankanwa.umin.jp/pdf/pamph10.pdf（2022 年 4 月閲覧）より引用〕

患者・家族へのせん妄説明パンフレット（終末期）

つじつまが合わず、いつもと違う行動をとるとき
このような状態をせん妄といいます

どうしてこんなことがおこるのでしょうか？

酸素が少なくなったり、
肝臓や腎臓の働きが悪くなって
有毒な物質が排泄されなくなるので、
脳が眠るような状態になるからです。

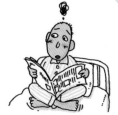

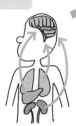

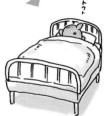

3割の方は一時期
「興奮状態」になります。

興奮が激しいときは
お薬を使うことで
ウトウトしてきます。

7割の方は自然とウトウト
されるようになります。

●がんが進行した方の70%以上の方におこります。

＊「くすり」や「麻薬」が原因であることは多くありません。
＊体の痛みが強すぎて興奮状態になるのではありません。
＊患者さんの心が弱かったり、性格が原因ではありません。
＊精神病や認知症（痴呆）や「気がおかしくなった」のではありません。

ご家族もつらいお気持ちになられると思います

例えばこのようなお気持ちを感じる方もいらっしゃいます。

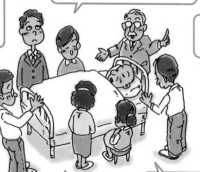

ひとりでみているのが心配…

代わりにいろいろな
ことを決めないと
いけないことが負担…

十分なことをして
あげられない

こんなつらそうなら
早く楽にしてあげたい…

他の人に迷惑を
かけてしまう…

**このような
お気持ちは
当然のことです。**

もうクタクタで
休みたい!

どうしていいのか
分からない

ひとりで考えこまずに、そばにいる誰かにお気持ちをお話しください。
医師や看護師にいつでも相談してください。

せん妄2

ご家族はこんなふうにしてあげてください

何か話しているがよく分からない

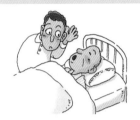

- どのようなことを話そうとしているのか想像してみてください。本当にあった昔のこと、今気がかりになっていることやしておきたいこと、あるいは口の渇きやトイレに行きたいと伝えようとしていることもあります。

- 時間や場所が分かりにくくなることは多いですが、ご家族のことが分からなくなることはめったにありません。

- つじつまがあわない時は、患者さんの言うことを否定せずにつきあい、安心できるような会話をしてください。「間違いを正す」ことは患者さんを傷つけることがあります。

そばで何をしていいか分からない…
話しができないことがつらい…

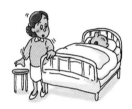

- 普段の通りに声をかけたり、静かに足をマッサージしたり、ただ部屋の中でご家族でお話されている声が聞こえるだけでも患者さんはホッとされることが多いです。

疲れてクタクタになってしまった…

- まず、あなた自身が休めるような工夫を看護師とご相談くだい。他のご家族にも協力してもらいましょう。看護師もお手伝いします。

- 日中患者さんが休まれているときは、それに合わせてお休みください。

興奮状態になるとどうしていいのか…

- すぐに看護師をお呼びください。

- 看護師は口の渇きや排泄などの不快なことがないかを確認して対応します。

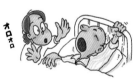

- 何かお薬が必要か相談します。お薬には、ウトウトできるくらいの弱いものから、完全に眠れるものまで何段階かありますので、ご意向と状態をみて決めます。

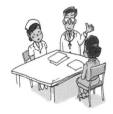

自分が決めることが負担だ…

- 「患者さんが以前に望まれていたこと」でご存知のことをお教えください。ご家族に全て決めていただく必要はありません。いっしょに相談して一番よいと思われることをしていきましょう。

8

〔緩和ケアプログラムによる地域介入研究班.「緩和ケア普及のための地域プロジェクト：OPTIM study（厚生労働科学研究　がん対策のための戦略研究）」. 看取りのパンフレット. http://gankanwa.umin.jp/pdf/mitori02.pdf（2022年4月閲覧）より引用〕

Delirium Rating Scale-Revised-98

DRS-R-98 SCORESHEET

名前： _____   日付： _____　時間： _____

評価者： _____   重症度得点合計： _____

DRS-R-98 スコアー合計： _____

重症度項目	得点	その他の情報
睡眠覚醒サイクル	0 1 2 3	□昼寝　□夜間の障害のみ □昼夜逆転
知覚障害	0 1 2 3	錯覚，幻覚のタイプ □聴覚　□視覚　□臭覚　□触覚 錯覚，幻覚の体裁 □単純　□複雑
妄想	0 1 2 3	妄想のタイプ □被害型　□誇大型　□身体型 性質 □体裁が整っていない　□体系づいている
情動の変容	0 1 2 3	タイプ：□怒り　□不安　□不機嫌 　　　　□高揚　□いらだち
言語	0 1 2 3	挿管，無言などの場合ここにチェック □
思考過程	0 1 2 3	挿管，無言などの場合ここにチェック □
運動性焦燥	0 1 2 3	身体拘束されている場合ここにチェック □ 身体拘束の方法：
運動制止	0 1 2 3	身体拘束されている場合ここにチェック □ 身体拘束の方法：
見当識	0 1 2 3	日付： 場所： 人物：
注意	0 1 2 3	
短期記憶	0 1 2 3	項目を記銘するまでの試行回数： □カテゴリーのヒントを与えた場合チェック
長期記憶	0 1 2 3	□カテゴリーのヒントを与えた場合チェック
視空間能力	0 1 2 3	□手指が使えない場合ここにチェック

診断項目	得点	その他の情報
短期間での症状発症	0 1 2 3	□症状がその他の精神症状に重畳している場合チェック
症状重症度の変動性	0 1 2	□夜間のみに症状が出現している場合チェック
身体疾患	0 1 2	関係している疾患：

略 語 表

ADS	Agitation Distress Scale
AUC	area under the curve
BCS	Bedside Confusion Scale
CAM	Confusion Assessment Method
CAM-ICU	the Confusion Assessment Method for the Intensive Care Unit
CCS	Communication Capacity Scale
CDT	Clock Drawing Test
CGI-S	Clinical Global Impression-Severity
CRS	Comprehensive Ranking System
CTCAE	Common Terminology Criteria for Adverse Events
CTD	Cognitive Test for Delirium
DELTA	Delirium Team Approach
DOS	Delirium Observation Screening Scale
DMS	Delirium Motoric Checklist
DRS-c	Delirium Rating Scale-Chinese
DRS-R-98	Delirium Rating Scale-Revised-98
DSM	Diagnostic and Statistical Manual of Mental Disorders
ECOG	Eastern Cooperative Oncology Group
EORTC QLQ-C30	European Organization for Research and Treatment of Cancer Quality of Life Questionnaire-Core 30
GHQ-28	General Health Questionnaire-28
HADS	Hospital Anxiety and Depression Scale
ICD	International Statistical Classification of Diseases and Related Health Problems
MAC	Mental Adjustment to Cancer
MARTA	multi-acting receptor-targeted antipsychotics
MDAS	Memorial Delirium Assessment Scale
MMSE	Mini-Mental State Examination
NAS	Numeric Analog Scale
NSAIDs	non-steroidal anti-inflammatory drugs
Nu-DESC	Nursing Delirium Screening Scale
RASS	Richmond Agitation-Sedation Scale

(つづく)

RBANS	Repeatable Battery for the Assessment of Neuropsychological Status
ROC	receiver operating characteristic
STAS-J	Japanese version of the Support Team Assessment Schedule
SQiD	Single Question in Delirium
VAS	Visual Analog Scale
3D-CAM	the 3-Minute Diagnostic Assessment for Delirium using the CAM algorithm

和文索引

欧文索引

がん医療におけるこころのケアガイドラインシリーズ1
がん患者におけるせん妄ガイドライン 2022年版

2019 年 2 月 25 日	第 1 版（2019 年版）	発行
2022 年 6 月 10 日	第 2 版（2022 年版）	第 1 刷発行
2024 年 7 月 20 日		第 2 刷発行

編　集	一般社団法人 日本サイコオンコロジー学会
	一般社団法人 日本がんサポーティブケア学会

発行者	福村　直樹
発行所	金原出版株式会社

〒113-0034 東京都文京区湯島 2-31-14
電話　編集　（03）3811-7162
　　　営業　（03）3811-7184
FAX　　　　（03）3813-0288
振替口座　　00120-4-151494
http://www.kanehara-shuppan.co.jp/

©2019, 2022
検印省略
Printed in Japan

ISBN 978-4-307-10213-1　　　　印刷・製本／三報社印刷㈱

WEB アンケートにご協力ください

読者アンケート（所要時間約 3 分）にご協力いただいた方の中から
抽選で毎月 10 名の方に図書カード 1,000 円分を贈呈いたします。
アンケート回答はこちらから ➡
https://forms.gle/U6Pa7JzJGfrvaDof8